GUERREIRAS DIZEM SIM PARA SI MESMAS

CHAI CARIONI

PREFÁCIO DE PATRÍCIA CALAZANS

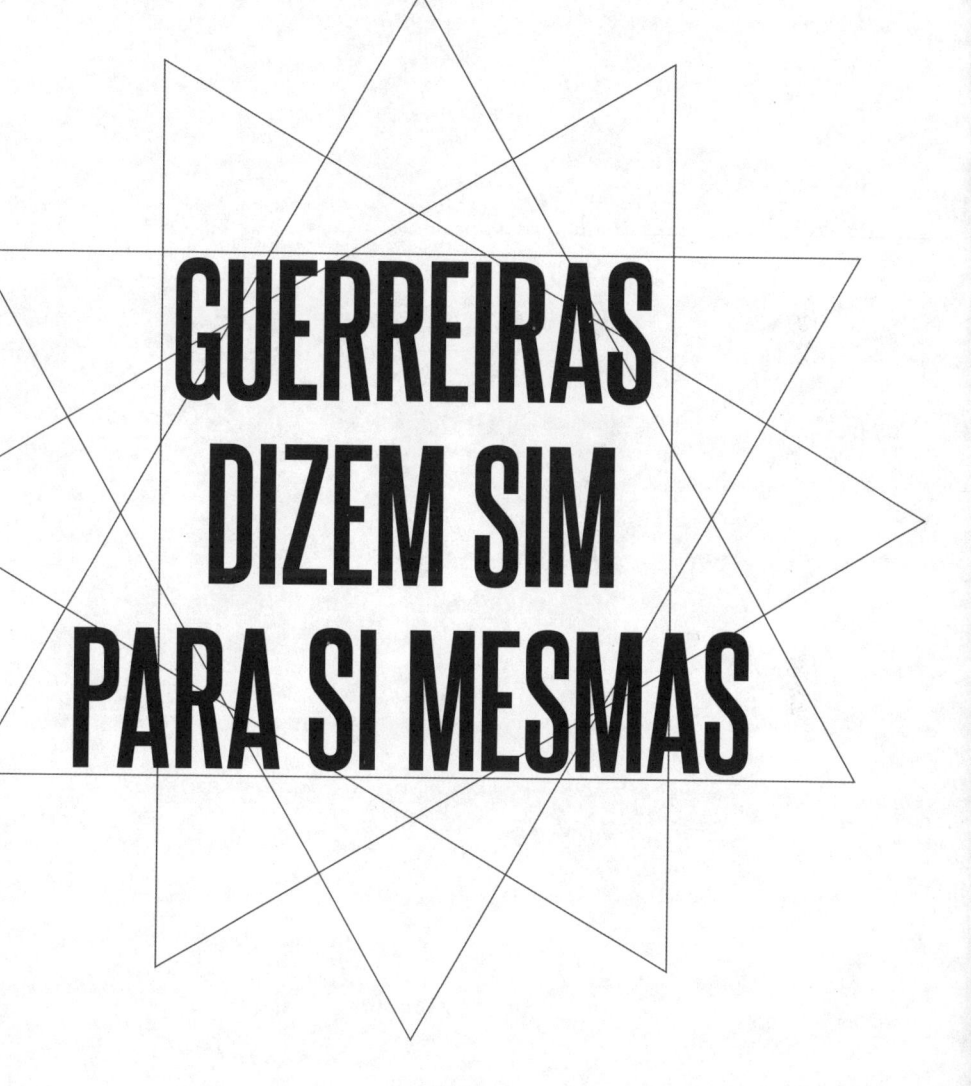

GUERREIRAS DIZEM SIM PARA SI MESMAS

Gente
AUTORIDADE

Diretora
Rosely Boschini

Gerente Editorial Pleno
Franciane Batagin Ribeiro

Assistente Editorial
Alanne Maria

Produção Gráfica
Fábio Esteves

Preparação
Wélida Muniz

Capa
Rafael Nicolaevsky

Projeto Gráfico e Diagramação
Renata Zucchini

Revisão
Andréa Bruno
Natália Domene Alcaide

Impressão
Edições Loyola

Copyright © 2021 by Chaiene Carioni.

Todos os direitos desta edição
são reservados à Editora Gente.

Rua Original, 141/143 – Sumarezinho
São Paulo, SP – CEP 05435-050

Telefone: (11) 3670-2500

Site: www.editoragente.com.br

E-mail: gente@editoragente.com.br

Dados Internacionais de Catalogação na Publicação (CIP)
Angélica Ilacqua CRB-8/7057

Carioni, Chai

Guerreiras dizem sim para si mesmas: como ativar as 12 forças para construir uma jornada de sucesso e se transformar em uma mulher de impacto / Chai Carioni. - São Paulo: Gente Autoridade, 2021.

192 p.

ISBN 978-65-88523-32-2

1. Desenvolvimento pessoal 2. Negócios 3. Mulheres - Carreira I. Título

21-4732	CDD 158.1

Índices para catálogo sistemático:
1. Desenvolvimento pessoal 2. Desenvolvimento Profissional

Nota da Publisher

Em um mundo cada vez mais acelerado e interativo, é preciso ter coragem para dizer *sim* às mudanças que transformam a nossa vida – e essa mensagem é especialmente importante para nós, mulheres, que nos desdobramos em muitas para cumprir, com excelência e maestria, toda e qualquer missão que recebemos. E é exatamente isso que você encontrará aqui, em *Guerreiras dizem sim para si mesmas*, um livro resultante do *sim* de Chai Carioni, uma mulher inteligente, dedicada e dona de uma energia inesquecível, que ilumina todos a sua volta.

Neste livro, você conhecerá a história de grandes mulheres, mulheres de impacto, que fazem a diferença no ecossistema em que vivem e que descobriram, a partir da metodologia de Chai, que é preciso resgatar a coragem para mudar quando for preciso. Aqui você conhecerá um pouco mais sobre a mulher inocente, comum, guerreira, cuidadora, rebelde, vilã, amante, criadora, soberana, maga, sábia e louca, todas elas formando um grande elo da mulher guerreira que vive dentro de cada uma de nós.

Podemos sim, ter muitas versões de nós mesmas, mas é apenas quando entendemos o papel de cada uma delas que conseguimos atingir melhores resultados em nossa vida pessoal e profissional. E este livro não poderia ter sido escrito por ninguém melhor! Chai é a definição de poder feminino. Já mentorou inúmeras empresárias, líderes e gestoras, e segue desenvolvendo estratégias para que mais mulheres descubram como destravar o superpoder que possuem dentro de si.

Agora é hora de resgatar a coragem e descobrir que é possível alcançar conquistas recompensadoras. Tenho certeza de que Chai é a pessoa certa para guiá-la nesta jornada que tornará você a protagonista de sua história de impacto e transformação do mundo.

Boa leitura!

Rosely Boschini – CEO e Publisher da Editora Gente

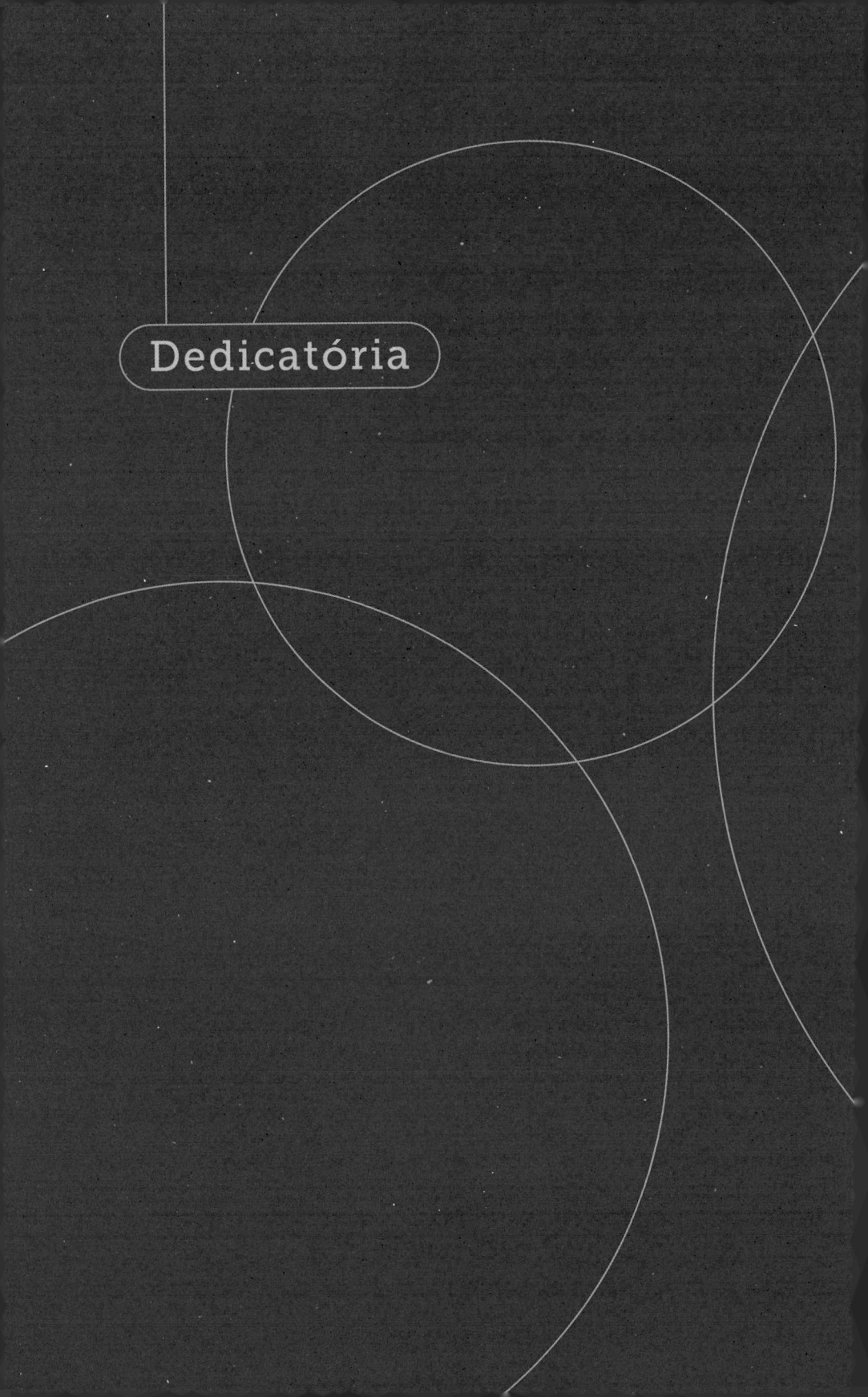

Dedicatória

Dedico este livro a todas as mulheres da minha vida.

Dedico às guerreiras mais fortes que conheci:

Às minhas avós, Ires (*in memoriam*) e Iva (*in memoriam*), que são inspirações para minha força feminina.

Às quatro mulheres superpoderosas da minha casa, juntas das quais cresci: minha amada mãe, Betinha, a grande Guerreira que esteve comigo o tempo todo; minha irmã Luana e minha sobrinha Isabella, mulheres fortes de alma e coração.

À minha amiga Maria Fernanda, uma guerreira que se tornou minha irmã e me inspira a seguir em frente e para a frente com sua garra.

À minha tia Marisa, que me mostrou que ser escritora era uma profissão possível.

À minha irmã Luísa, que representa, ao lado do nosso pai, Bita, a juventude. Dedico este livro também a ele: um pai querido, um contador de histórias fantástico e o maior incentivador de sonhos que alguém pode ter por perto.

À minha sogra, Lucia Helena, e ao meu sogro, Tulio, grandes referências que me deram o maior presente da minha vida: Augusto, o meu amor.

Dedico este livro a ele: Augusto, o parceiro e amante de todas as horas, meu cúmplice que acredita mais em mim do que eu mesma.

Claro que, se pudesse resumir esta dedicatória a apenas dois nomes, seriam de dois homens incríveis: Luca e Filipe. Meus filhos amados que vieram com a missão de transformar a Guerreira que sou em uma mulher de impacto.

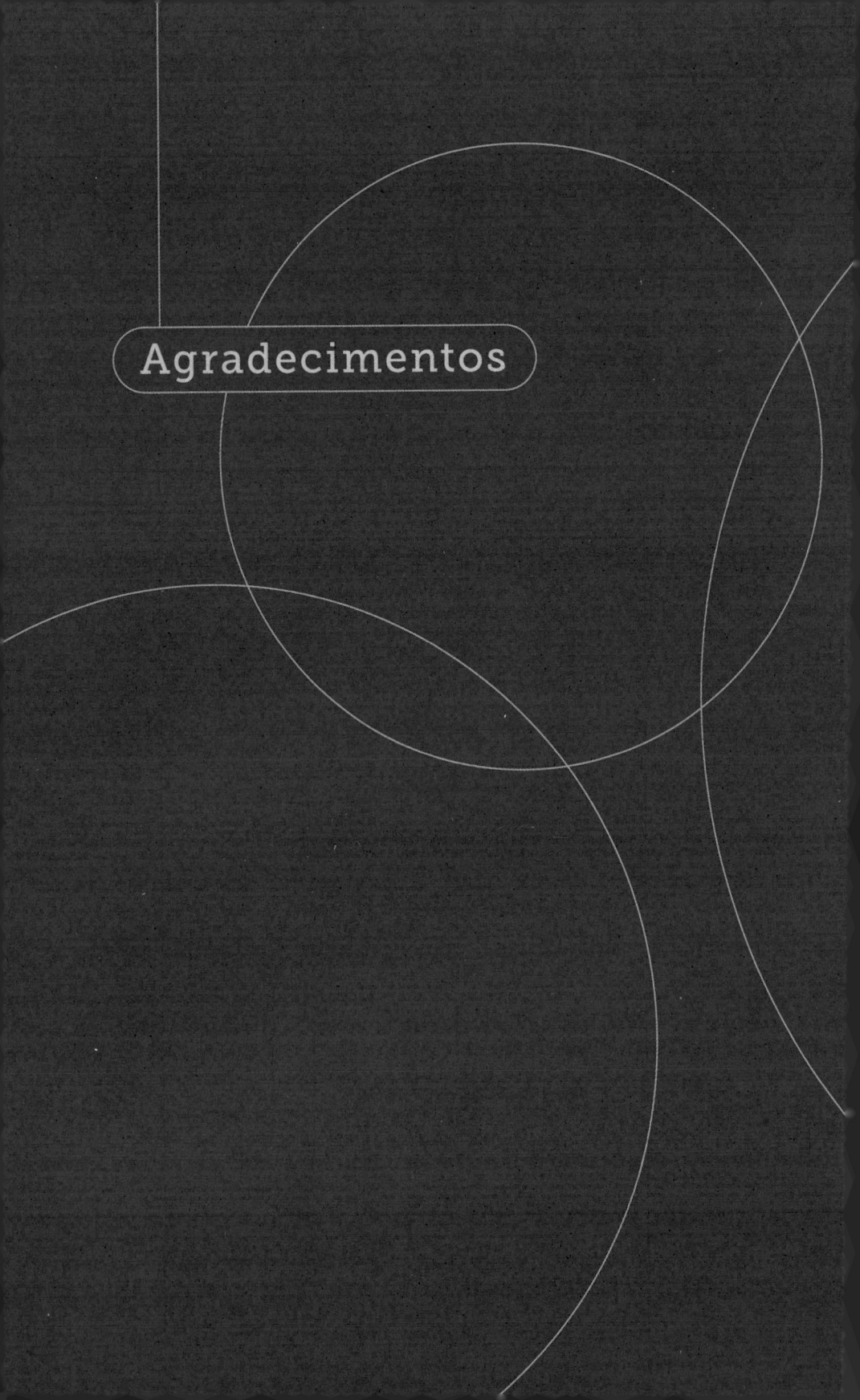

Agradecimentos

Agradeço a todas as Érikas e Jus que fazem parte desta obra. Agradeço às minhas amigas de todas as tribos. Agradeço às mulheres da minha família por toda a força que carregam e de que tanto me orgulho pertencer.

Agradeço aos meus mentores, especialmente às mentoras mulheres que tiveram forte impacto no meu ano de dedicação à construção desta obra: Roberta Scheer, Patricia Calazans e Camila Gomes.

Na Editora Gente, Rosely Boschini e Franciane Batagin foram as minhas mentoras na jornada de escrever este livro. Foram elas que me mostraram o caminho e abriram as portas para que eu transformasse minha competência (conhecimento + habilidade + atitude) em realização. Se não fossem os empurrões dessas duas mulheres, assim como o direcionamento amoroso da Patricia Calazans, este livro não existiria.

Agradeço ao meu marido, Augusto, e aos meus filhos por todo o apoio, questionamentos, atrasos e aprendizados que tive durante a jornada de mulher e mãe escritora.

Agradeço a você que aceitou o chamado para embarcar comigo nesta aventura que começa agora.

Obrigada.

SUMÁRIO

SUMÁRIO

Prefácio

Pensa naquela pessoa do bem, que você quer ter por perto, com energia elevada, que a inspira, incentiva e está sempre em movimento? Esta é a Chai. Cativa a todos desde o início por sua habilidade de conexão e comunicação, fala o que você precisa ouvir, sempre com uma energia contagiante.

Quanto mais você a conhece, mais quer descobrir qual é seu segredo para ser uma pessoa carismática, comunicativa, amorosa, inteligente, visionária e bem-sucedida – porque ela acredita que não precisa escolher entre ser uma ou outra, ela acredita verdadeiramente no "e" no lugar do "ou". Ao olhar para ela, pensamos: como podemos ser tudo que queremos e merecemos ser?

Quando conhecemos um pouco mais da sua história, conseguimos compreender aquilo que a faz conectar os pontos e entender tão bem a diferença que faz a diferença. Chai é uma pessoa com bases sólidas, que honra suas raízes, que ama ser quem é, que amadureceu com os dois pés firmes no chão, que tem uma visão de futuro e a consciência de cada passo necessário para alcançá-lo, que sabe qual caminho deve ser percorrido para chegar aonde quer. E ela aproveita cada etapa da jornada e não apenas o destino ou o resultado final.

Ela assume a responsabilidade pela sua própria vida, sem esperar que ninguém a salve ou faça por ela. Isso é o que chamamos de maturidade, que a torna uma verdadeira protagonista. É a partir do seu olhar visionário e, ao mesmo tempo, realista que ela ajuda muitas mulheres a crescer e a assumir as rédeas das suas vidas e dos seus negócios, trazendo o sonho para a realidade concreta, do aqui e agora, da mulher real que consegue, a partir de engrenagens claras e ações estruturadas, materializar os seus sonhos.

E como ela é uma pessoa do "e" e não do "ou", consegue integrar muito bem *yin* e *yang*, aliando sua energia feminina, amorosa e generosa, com a masculina, da ação e da realização, tornando-a inteira e para viver sua plenitude.

Em minha atuação como mentora de transformação de pessoas, acredito que ninguém pode conduzir e apoiar alguém a um lugar no qual ainda não tenha ido. E como mentora e aliada da Chai, posso afirmar com propriedade que ela vive intensamente seu processo de transformação e sabe criar conexões reais e autênticas, que estruturam e aceleram sua jornada de aprendizagem e evolução pessoal.

Mas por que precisamos de um mentor em nossa jornada? Mentores nos tornam melhores e aptos a buscar – e a encontrar – um significado maior, não só nos negócios, mas também na vida. Esta é a grande magia do encontro e da conexão que multiplica e transforma. Um verdadeiro mentor é aquele que dá o suporte e o encorajamento para que você gerencie seu próprio aprendizado, maximize seu potencial, desenvolva suas habilidades, aprimore sua performance e se torne a melhor pessoa que possa vir a ser, que a prepara para vencer e superar seus desafios.

Verdadeiros mentores transmitem sua experiência e seus aprendizados de vida, suas visões, princípios, valores e sua sabedoria. Neste livro, Chai será sua guia e mentora, compartilhando sua experiência e seu maior poder: o de transformar seus medos em coragem para superar todos os desafios, para que você se torne a protagonista da própria jornada.

Inspirada pela trajetória de vida da Chai, parafraseio aqui a poderosa mensagem da escritora e líder espiritual Marianne Williamson, e que serve para todas nós:

"Nosso medo mais profundo não é que sejamos insuficientes ou inadequadas.

Nosso medo mais profundo é que sejamos poderosas além de qualquer medida.

É nossa luz, e não nossas sombras, o que mais nos apavora.

Nós nos perguntamos: Quem sou eu para ser tão brilhante, maravilhosa, talentosa e fabulosa?

Na verdade, quem você é para não ser?

Você é filha do Universo! Se fingir pequena não ajuda o mundo.

Não há nenhuma bondade em você se diminuir, para que as outras pessoas não se sintam inseguras ao seu redor.

Todas nós nascemos para brilhar, assim como as crianças fazem.

Nós nascemos para manifestar a glória do Universo dentro de nós.

Não é em apenas algumas de nós, mas em todas nós.

E conforme deixamos nossa própria luz brilhar, inconscientemente, damos permissão às outras mulheres para fazerem o mesmo.

Conforme nos libertamos de nossos medos, nossa presença automaticamente liberta as demais."[1]

Se você está buscando uma verdadeira mentora para viver a jornada da guerreira em direção à sua liberdade, Chai é, com certeza, a sua melhor escolha, pois ela é uma mulher real, que vive plenamente o que ensina e pode inspirá-la a trazer as conexões, a energia e o movimento necessários para sua vida, para que você também se torne uma mulher de impacto e se transforme em uma inspiração para outras mulheres, assim como ela faz diariamente.

Agora chegou o seu momento, você está no lugar certo, aproveite a sua jornada!

Patricia Calazans
MENTORA DE TRANSFORMAÇÃO, CONSULTORA ESPECIALISTA EM DESENVOLVIMENTO HUMANO E AUTORA BEST-SELLER COM MAIS DE 120 MIL EXEMPLARES VENDIDOS

[1] Adaptado do texto de Marianne Williamson, publicado, em 1992, em seu livro *A Return to Love*.

A JORNADA DA PROTAGONISTA

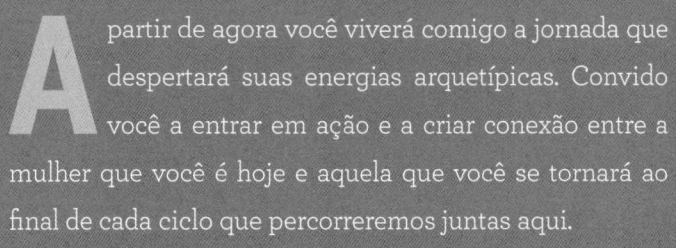

A partir de agora você viverá comigo a jornada que despertará suas energias arquetípicas. Convido você a entrar em ação e a criar conexão entre a mulher que você é hoje e aquela que você se tornará ao final de cada ciclo que percorreremos juntas aqui.

A jornada da protagonista é o despertar da sua guerreira interior. Ela será guiada a partir de agora para viver etapas importantes do seu autoconhecimento, em busca de ressignificar o posicionamento da mulher equilibrista que tenta dar conta de fazer mil coisas, ativando as forças que a colocam em movimento. Isso possibilitará que você se transforme na mulher de impacto que inspirará mais pessoas.

Dizer *sim* para a energia criativa, dizer *sim* para o movimento que juntará as peças do quebra-cabeças e dizer *sim* para as conexões que somos capazes de fazer quando estamos presentes é dizer *sim* para a guerreira que existe dentro de cada uma de nós.

Para dizermos *sim*, precisamos ativar a força de ação e resgatar nossa coragem. Coragem para rompermos com o velho jeito de fazer as coisas que fazemos e que nos trazem resultados um tanto quanto medíocres frente a nossa potencialidade. Coragem para nos abrirmos ao novo momento de vida que escolhemos viver. Se prestarmos atenção, estamos sempre em uma busca consciente ou inconsciente por novidades; se não fosse assim, você nem estaria lendo este livro. Também coragem para uma viagem interna poderosa, que é a mais desafiadora de todas: o processo de descobrir quem você realmente é e o que faz seu coração vibrar de verdade. E coragem para inspirar mais pessoas, pois, quando a mulher aceita sua missão, ela descobre que não está mais sozinha.

Toda mulher que decide mudar seu ambiente comum e se aventurar em um mundo desconhecido, muitas vezes novo e desafiador, busca crescer e ser reconhecida por toda jornada que percorrerá. A clareza dos objetivos dessas mulheres reforça a visão de que elas estão em um ponto A (situação atual) e decidem ir para um ponto B (objetivo a ser alcançado), mas todas nós sabemos que não existe uma linha reta nesse caminho. Um passo a passo seria o mundo ideal, porém vivemos no mundo dos sentidos e, muitas vezes, nossas emoções são a chave mestra condutora.

O caminho que percorreremos nos próximos capítulos, aos quais podemos fazer uma breve analogia com doze pontos de paradas no mapa, terá paradas estratégicas. Em cada um deles, viveremos uma etapa diferente e reconheceremos a energia arquetípica relacionada a nossa versão comportamental, criaremos um movimento dinâmico e necessário para ativarmos nossas forças de ação.

Por falar em arquétipos, entenda que somos mulheres únicas com pontos de conexão ou pontos de sinergia e, em cada etapa da jornada, poderemos resgatar diferentes versões de nós mesmas, ativando nossas personalidades arquetípicas, com padrões comportamentais que prometem trazer uma nova experiência para a leitura deste livro.

Talvez você não saiba nada sobre arquétipos, talvez já tenha escutado falar deles, mas sempre fica com alguma dúvida quanto ao assunto, ou você pode ser da turma que gosta e estuda sobre esse universo, talvez seja mais uma especialista no mundo de Carl Gustav Jung;[2] não importa, minha ideia aqui é simplificar tudo isso e usar uma comunicação empática no decorrer de cada etapa. Minha missão é despertar a guerreira para que você entre em movimento em busca da conexão consigo mesma e com o mundo ao seu redor. A guerreira representa a mulher corajosa que ativará a energia necessária para agir com presença. Você se identificará sem ficar presa a rótulos, perfil comportamental, tipo ou número. Somos mais e somos muitas em busca de autoconhecimento e ferramentas simples para aplicarmos na vida comum, gerando um impacto extraordinário.

Na primeira etapa, o mundo comum ou a zona de estagnação apresentará a visão de todo o quebra-cabeça, mostrando com clareza como cada peça se encaixará perfeitamente no momento certo. A aventura começa na segunda etapa, quando a guerreira percebe que o chamado para a aventura é uma missão que demanda ação, que inspira fazer acontecer; aqui, ainda nos sentimos no controle e com segurança. Talvez, por isso, a próxima reação, a terceira etapa, seja negar o próprio chamado, pois existe algo que conhecemos muito bem: o medo. Na zona do medo, todos os nossos anseios se misturam: o medo do julgamento, o medo do fracasso, o medo do sucesso, o medo de mudar e o medo de desistir. No entanto, a coragem, que é a força máxima da guerreira, nunca se tratou da ausência do medo, e sim de enfrentar os desafios; é **agir apesar do medo**.

---

[2] Carl Gustav Jung empregou o termo "arquétipos" para designar padrões antigos de personalidade, considerando que exista um inconsciente coletivo.

 Um guerreiro compreende que nunca podemos saber o que acontece conosco em seguida. Podemos tentar controlar o incontrolável, buscando encontrar segurança e previsibilidade, sempre na esperança de ficarmos confortáveis e seguros. Mas na verdade nunca podemos evitar a incerteza. Esse não saber é parte da aventura e é também o que nos faz ter medo."[3]

Chegamos na quarta etapa da jornada, a zona do aprendizado, quando o chamado enfim foi aceito e a guerreira entende que não está mais sozinha. Aqui, nossa conexão como guia fará mais sentido. É o momento em que, ouvindo umas às outras, pedimos ajuda, compreendemos a necessidade de viver o processo e finalmente buscamos mais.

O encontro com o mentor ou, no nosso caso, com a mentora, serve como luz e direção. Porém, saiba que você precisará seguir seu caminho sozinha e, para isso, no decorrer das próximas páginas, você poderá sentir que estou dando alguns empurrões, chacoalhões e dizendo umas boas verdades.

"Vai! E, se der medo, vai com medo mesmo!"[4]

Aqui eu pergunto: você está pronta para dar o próximo passo para iniciar o seu processo de transformação pessoal? Se sim, seguiremos juntas.

Neste momento, acontece a transição para um movimento intenso. Na quinta etapa, mergulharemos no mundo desconhecido; na sexta etapa, por sua vez, será a hora de enfrentar seus antagonistas ao mesmo

[3] CHÖDRÖN, P. **Os lugares que nos assustam**: um guia para despertar nossa coragem em tempos difíceis. Rio de Janeiro: Sextante, 2003.
[4] Autor desconhecido, frase que eu tinha plotado em minha parede quando decidi empreender e até hoje é associada ao meu movimento de Mulheres de Impacto.

VAI!

E, se der medo, vai com medo mesmo!

tempo que passará por testes e encontrará aliados. A sétima etapa da jornada resgata a esperança ao nos dizer que a recompensa está próxima.

É somente na próxima etapa (a oitava) que a guerreira sentirá que estará pronta para tomar posse da sua recompensa. Mesmo assim, antecipo que, ao chegar na nona etapa, você viverá a maior crise da sua aventura. Ou se esqueceu de quantas vezes estava tudo certo, tudo acontecendo e você simplesmente travou, paralisou, sentiu culpa ou simplesmente desistiu de continuar crescendo?

Quantas vezes chegou perto de alcançar seus objetivos e permitiu que algo estragasse tudo? Encontraremos nossa força na vulnerabilidade. Não a abandonarei neste momento, pelo contrário, eu lhe lembrarei da sabedoria budista que diz que vencer a si mesma a torna uma guerreira mais forte do que quem enfrenta mil batalhas contra milhares de inimigos.

Entregar o tesouro é o início do caminho de volta; é na décima etapa que se cria uma conexão maior com o seu propósito; é quando existe sobreposição ao medo, uma vez que a recompensa pode simbolizar a transformação da mulher frágil em uma mulher mais forte. E, aqui, mais uma vez falamos em força emocional. Assim como a recompensa podem ser os resultados colhidos de um projeto profissional, ela também pode ser um tesouro real, como a conquista de um amor, a conquista de um bem, a conquista de um status. A recompensa poderá ser o próprio autoconhecimento em um nível diferente, afinal nenhuma mulher chega a essa etapa da jornada igual a quando ela a iniciou, nenhuma mesmo.

Exatamente por conta de toda a transformação vivida durante a jornada, o caminho de volta rumo ao mundo conhecido começará mostrando como a trilha é sábia. Será na décima primeira etapa que a guerreira aprenderá a lidar com todas as consequências de ter ativado as suas forças e sentirá que precisa se reconciliar com o que, na prática, ficou para trás.

A última etapa da jornada chamei de Liberdade. A guerreira que iniciou a jornada com medo do desconhecido declara que não existe mais a mesma menina inocente; ela se tornou uma mulher de impacto que tem muito a compartilhar após viver o processo dividido em doze etapas de energia, movimento e conexão com o seu mundo interior e com o mundo externo.

Aqui, ela terá a oportunidade de aplicar todos os conhecimentos, habilidades e forças que adquiriu durante a jornada, mostrando que iniciar e concluir um ciclo representa não só vivenciar uma batalha, mas também renascer. Para a guerreira, o renascimento é o novo olhar, uma nova perspectiva. É o que permite que exista a verdadeira mudança e, por isso, eu chamo de liberdade. A liberdade é a possibilidade de decidir a partir da própria experiência e sabedoria; talvez aqui seja o ponto mais alto da história. Liberdade é o legado que você quer deixar no mundo a partir da sua própria história.

> NA PRÁTICA, O CHAMADO ANTECEDE O PROPÓSITO. ACEITE O CHAMADO E, DURANTE A JORNADA, VOCÊ DESCOBRIRÁ O SEU PROPÓSITO. VIVA O SEU PROPÓSITO E, ASSIM, DEIXARÁ UM LEGADO NO MUNDO.

Não é à toa que a última etapa da nossa jornada é um lembrete de que não existe fim, e sim um novo começo; aqui, o que você receberá é um novo chamado para ação, com um toque do estilo desta mentora que gosta de dar uns sacodes e uns empurrõezinhos.

Capítulo I

TENHA CORAGEM PARA DIZER *SIM* A SI MESMA E INSPIRE O MUNDO AO SEU REDOR

Foi uma mensagem curta e direta, daquelas que, se você não confia na própria intuição, deixa passar batido, perde o interesse. Quando a li, eu ainda não sabia nada sobre a mulher que me interpelava, mas ela havia dito *sim* para si mesma, e a sua resposta veio como um pedido: *Olá, gostaria de saber mais informações sobre sua mentoria.*

Podemos chamá-la de Érika, Ju, Carol, Bia, Maia, Roberta, Cláudia ou, se preferir, posso chamá-la pelo seu nome, porque tenho certeza de que você se identificará com a jornada heroica das mulheres inspiradoras e decididas a crescer que contarei neste livro. Elas disseram *sim* ao novo, ao próximo nível e, principalmente, ao chamado para impactar mais pessoas a partir de sua própria história. Disseram *sim* a si mesmas quando aceitaram ajuda externa, o meu direcionamento enquanto mentora, e, sobretudo, quando disseram *sim* a uma trajetória de autoconhecimento.

Agora, preciso revelar que a mensagem curta e direta é típica da Érika, nome fictício para uma mulher competente, na casa dos 38 anos, com dois filhos, casada e com muita vontade de voar. Érika valoriza muito suas amizades; é animada e cheia de energia. Investe em viagens, cursos, livros e boas roupas, sabe e gosta das coisas boas da vida e trabalhou para ter essa liberdade, apesar de ainda não sentir que vive a real e merecida prosperidade. Ela representa uma das *personas*[5] mais comuns em minhas mentorias.

Dona de seu próprio negócio, ela é uma excelente líder e valoriza sua profissão, dedicando-se, desde sempre, ao trabalho. Érika assume como ninguém o arquétipo[6] da soberana. Com seu perfil de liderança e, muitas vezes, mais executora, buscou autoridade por meio da experiência e talvez por isso sinta vontade de aprender novos assuntos. No entanto, a dedicação constante somada à correria do dia a dia a impedem de olhar para todo o seu potencial e desenvolvê-lo.

Érika é jovem demais para desacelerar. Sente que o mundo está pequeno para ela, especialmente por sua competência, algo que sempre lhe deu orgulho. A família, seu bem de maior valor, sabe que ali vive uma mulher apaixonada pela vida e dedicada ao trabalho, no qual realmente aprendeu que se sentir valorizada é a melhor estratégia para um casamento seguro e feliz. No trabalho, assim como no casamento, a pessoa se sente valorizada quando seus esforços são reconhecidos, quando vê que suas atitudes fazem a diferença. É um ambiente em que todos os que estão inseridos são importantes como uma família. Posso dizer que Érika sabe escolher seu cúmplice na vida a dois, ape-

---

[5] *Persona*, nesse caso, é uma personagem "semifictícia" que criamos com base em dados e comportamentos do nosso cliente ideal. No marketing digital, o termo é muito usado para alinharmos comunicação com público-alvo.

[6] Arquétipo são imagens representativas que temos em nosso inconsciente coletivo. O conceito foi difundido a partir de 1919 pelo psiquiatra suíço Carl Gustav Jung, mas já existe desde os tempos de filósofos como Sócrates e Platão.

sar de saber que conflitos, diferenças e companheirismo convivem em todo casamento maduro.

Certa vez, quando comentou que investiria em uma nova ideia, foi questionada e prejulgada, disseram que estaria cometendo um erro, que aquilo não era para ela. Quando decidiu se expor mais, recebeu críticas e sentiu que não estava preparada para responder com assertividade, apesar de ter respondido. Ali, sentiu que ainda não tinha se posicionado como gostaria e aprendeu, a partir daquela situação, a temer o julgamento dos outros e a se sentir culpada por desejar mais para sua vida, pois, para quem olhava de fora, sua vida já era "perfeita".

Ela foi se convencendo de que não lhe faltava nada, por isso se sentia culpada por sentir essa inquietude, pois aos olhos do outro ela já era bem-sucedida. Então o que faltava para ela? Por que ela se sentia presa e angustiada no lugar em que estava? O que ela admirava nos outros e, especialmente, por que ainda não havia alcançado a posição com que tanto sonhava?

Ao escutar os gritos dessa voz interior, Érika começou a buscar respostas. Conectou-se mais nas redes sociais, seguiu tudo o que pudesse agregar conhecimento e gerar inspiração. Por um momento, chegou a negar que o mundo on-line fosse para ela, até que, por necessidade, ou ousadia, prestou atenção ao seu chamado e decidiu se expor mais: agora a sua vida e o seu conteúdo eram motivos de inspiração; razão para outras mulheres a seguirem nas redes sociais.

Érika tentou dividir tudo com suas poucas – e boas – amigas, mas sentiu que muitas não entendiam sua vontade de mudança; talvez nem ela tivesse clareza do que queria ou de qual era o modo mais assertivo e amoroso de comunicar seu desejo de crescer. Foi por meio da sua mensagem, do seu trabalho e da sua atuação nas redes que compreendeu que estava pronta para dizer *sim* para si mesma e finalmente ser reconhecida. Não por meio das distâncias, mas pelo potencial de suas conexões.

É disso que falarei neste livro: sobre a coragem das Érikas, das Jus, das Maias e de todas as mulheres que conheci em minha jornada quando tive a oportunidade e a honra de ouvir, acolher e direcionar cada uma por meio do método que, juntas, construímos. Afinal, acredito que um método de desenvolvimento humano é feito a muitas mãos; por isso que, nos últimos vinte anos, tenho aprendido e ensinado como tudo é cíclico, e faço isso demonstrando e convidando-as para *o despertar* para as mudanças, *a jornada* que transforma e *a recompensa* múltipla e contínua ao longo do caminho.

Em minhas palestras, defendo o quanto somos únicas. Nenhuma pessoa é igual à outra. Somos resultado do conjunto de nossas crenças, valores, medos e sonhos que nos transformam em pessoas diferentes e singulares. Temos desafios, objetivos e conflitos em comum, inclusive porque dicotomias são constantemente instauradas, ou seja, acompanhamos sempre o dilema do "ou/ou": ou você é dedicada à carreira, ou à família; ou você é dos bastidores, ou é do palco; ou você é executora, ou é estrategista; ou você é delicada, ou é firme. Foi assim que percebi que a desconstrução desse mito acabou por ser uma de minhas missões, afinal eu nunca me conformei com rótulos limitantes.

Acredito que ser muitas versões de si mesma ao mesmo tempo é possível, desde que se aceite que não é preciso dar conta de tudo; nem ser perfeccionista em todas as atividades. É possível ser uma grande profissional e, ao mesmo tempo, formar uma família com muita paixão. Exercer o papel de líder de alta performance colocava minha energia masculina para falar mais alto e, ao mesmo tempo, nunca deixei de ser uma pessoa criativa, com habilidades de cuidadora e que é capaz de fazer uma comunicação empática e não violenta, traços típicos da energia feminina.

Foi sendo assim, autêntica e, muitas vezes, quebrando os padrões no mercado de trabalho que, nestes últimos anos, ouvi cada uma das mulheres que passaram pela minha vida. A partir disso, decidi que pesquisaria a história delas como uma missão de vida, independentemente se fosse como líder de pessoas no período em que trabalhei em um banco, fosse como coach de negócios, fosse como mentora de líderes ou até mesmo com minha entrega frequente e constante nas redes sociais. Acontece que pude analisar pontos em comum nessas mulheres tão especiais, os quais chamarei de "energia arquetípica ativada" em cada etapa da jornada do próprio desenvolvimento.

No livro *O despertar do herói interior*, Carol S. Pearson fala da presença de doze arquétipos comuns no processo de autodescoberta e transformação do mundo, associados às doze etapas da jornada do herói,[7] a qual consiste no conceito de jornada cíclica presente em filmes, contos e mitos. O antropólogo Joseph Campbell em seu livro *O herói de mil faces*, o qual também será referência para apresentar a jornada da mulher guerreira que existe em cada uma de nós, diz que, cada vez que decidimos dizer sim ao novo que nos chama, que se anuncia, caminhamos um pouco mais rumo ao autoconhecimento e à transformação.

Este livro falará da viagem interna que precisamos fazer para gerar impacto no mundo em que vivemos, deixando assim nosso próprio legado. Tudo o que será tratado aqui a conectará com os recursos relevantes para criar a narrativa que provocará uma transformação positiva na sua vida atual.

---

[7] A jornada do herói ou monomito foi descrito, em 1949, por Joseph Campbell, no livro *O herói de mil faces* com dezessete etapas originalmente. Christopher Vogler no seu livro *A jornada do escritor* fez uma análise de filmes e histórias com doze etapas, as quais serão referências para este livro.

E, como estou falando de ciclo e história, o método que apresentarei permitirá que você viva na prática a sua jornada heroica. Baseada em milhares de horas de atendimento no meu "coachtório", assim como nas entregas digitais por meio dos meus cursos, mentorias e palestras on-line, eu a auxiliarei a iniciar uma caminhada de autoconhecimento que valida o meu propósito de vida: inspirar mulheres a acreditarem em si mesmas, a se sentirem inteiras, transformando o seu protagonismo em movimento de impacto, pois acredito no quanto é possível transformar uma trajetória comum em uma vida de impacto. Para isso, convido você a embarcar nesta leitura com sua energia mais alta, pois eu mesma transformei a minha experiência e a minha grande paixão por pessoas para ajudar você a revolucionar a sua vida.

Juntas, entenderemos o que motiva uma mulher a dizer *sim* para uma mudança de vida e viveremos a jornada da mulher que recebe o chamado para a aventura e entra em um ciclo de autoconhecimento, crescimento, evolução e muito aprendizado. Aqui, veremos como todas essas escolhas ativam o processo de despertar da guerreira que tem coragem de dizer *sim* e de impactar positivamente o mundo, tornando-se inspiração.

AS ENGRENAGENS DA JORNADA DA MULHER REAL

Vamos imaginar que cada área da nossa vida seja como uma engrenagem de uma grande máquina. Todas estão interligadas, independentemente de serem menores ou maiores; sabemos que apenas uma engrenagem faz com que todas as outras se movimentem. É assim que conseguimos observar tudo acontecer e entrar em funcionamento. Na tentativa de fazermos a máquina da nossa vida operar com sucesso, confundimos essas engrenagens com aqueles pratinhos que giram nas mãos de equilibristas de circo.

Crescemos acreditando que a felicidade estaria em equilibrar todos as áreas da vida e, para isso, nos tornamos mulheres equilibristas, tentando dar conta de tudo, agindo como se ser multitarefas fosse natural. Pois saiba: não é! Nessa busca por ser multitarefa ou supermulher, na maioria das vezes, entramos em um modo piloto automático, apenas tentando dar conta do possível e do necessário, deixando algumas engrenagens travarem, enferrujarem e até pararem. E, por mais que você, assim como eu, não entenda nada de engenharia, sei que pode imaginar que, quando uma única engrenagem trava, todo o resto fica comprometido.

Com a nossa vida, é a mesma coisa. Acredito que, quando cuidamos e colocamos as diferentes áreas da vida (profissional, financeira, relacionamentos, bem-estar físico, emocional, mental e espiritual etc.) para se movimentarem como engrenagens, encontramos o ponto de equilíbrio e a motivação necessária para despertar a nossa guerreira interior. Para tornar isso possível, o primeiro passo é compreender que tudo é cíclico, e as doze engrenagens da roda da vida[8] serão fundamentais ao longo da grande jornada de transformação que viveremos por meio da ativação da energia de doze arquétipos que habitam em cada uma de nós.

---

[8] Roda da vida é a ferramenta mais comum utilizada no método de coaching. Ela promove uma autoavaliação de doze diferentes áreas da vida e pode ser utilizada para definir metas e ações a partir da avaliação visual que ela sugere.

Engrenagens da Vida

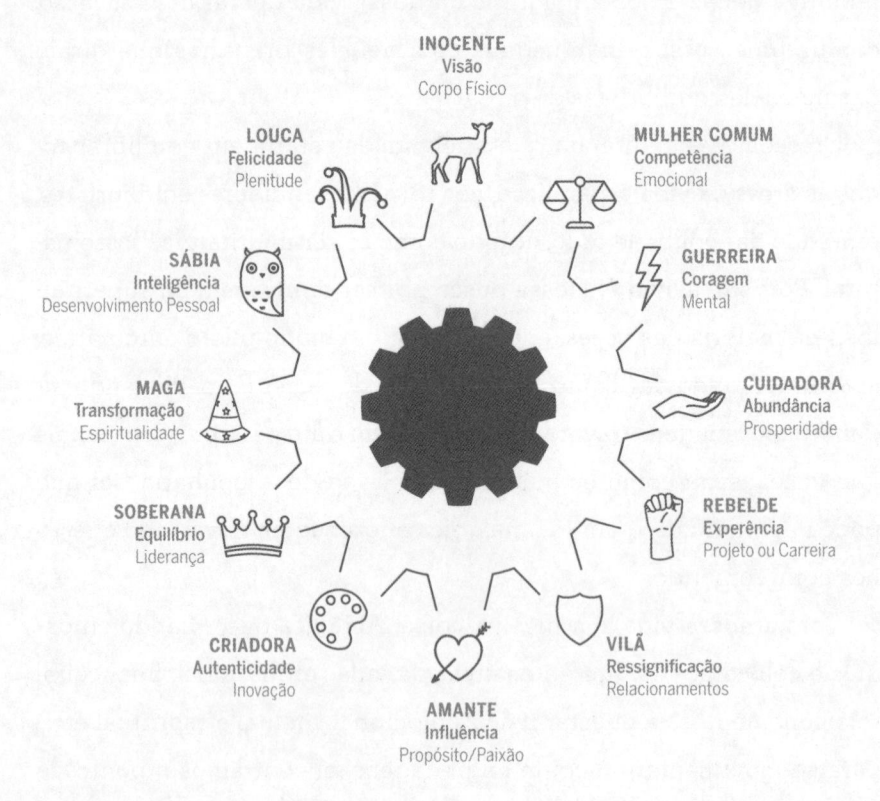

Considere o início, o meio e o fim dessa jornada, os quais poderemos nomear, respectivamente, como energia, movimento e conexão.

Energia: É o potencial de ação necessário para responder ao chamado da aventura; é a própria vontade. Muitas vezes, a vontade de agir pode vir ainda sem muita clareza do que fazer e, especialmente, de como fazer. Essa fase é o início da jornada e corresponde a quatro arquétipos: a visão da Inocente, a competência da Mulher Comum, a coragem da Guerreira e a abundância da Cuidadora, nessa sequência. A energia é a força que provoca o início do movimento propriamente dito, a aventura em si.

Movimento: É o meio da jornada. Veremos a própria aventura ser ativada pela força produtiva, pois aqui existirão ações e desafios a fim de tornar toda conquista e realização do presente mais consistente. É o encontro com os cinco arquétipos: a experiência da Rebelde; a ressignificação da Vilã; a influência da Amante; a autenticidade da Cuidadora e o equilíbrio da Soberana. Todos contam com o mapa da aventura, isto é, um guia com o planejamento e as ações que precisam ser tomadas, assim como os enfrentamentos e as recompensas que aparecerão no caminho. Além da coragem para começar, a mulher percebe o quanto é fundamental ter a sua força produtiva ativada para seguir com o plano e, a partir desse momento, ela terá mais ajuda e sentirá o poder da sua influência, mesmo que ainda precise ressignificar, mudar e recriar ideias que agora serão testadas e legitimadas, potencializando o próprio movimento.

Conexão: É o verdadeiro entendimento de que não estamos sozinhas, que a jornada pode até ser (ou parecer) solitária, mas não fará sentido viver toda a aventura, que exigiu muita coragem, sem compartilhar o aprendizado. Por isso é essencial retornar ao seu mundo transformada após encontrar o equilíbrio e a liberdade necessários para gerar impacto na vida de outras pessoas e, consequentemente, inspirar o mundo. Essa será sua nova missão. Aqui entram as três etapas finais do ciclo que conectarão a jornada interior da guerreira e o retorno como protagonista de sua própria vida com os três arquétipos da conexão: a transformação da Maga; a inteligência da Sábia e a liberdade da Louca.

Roda da Vida

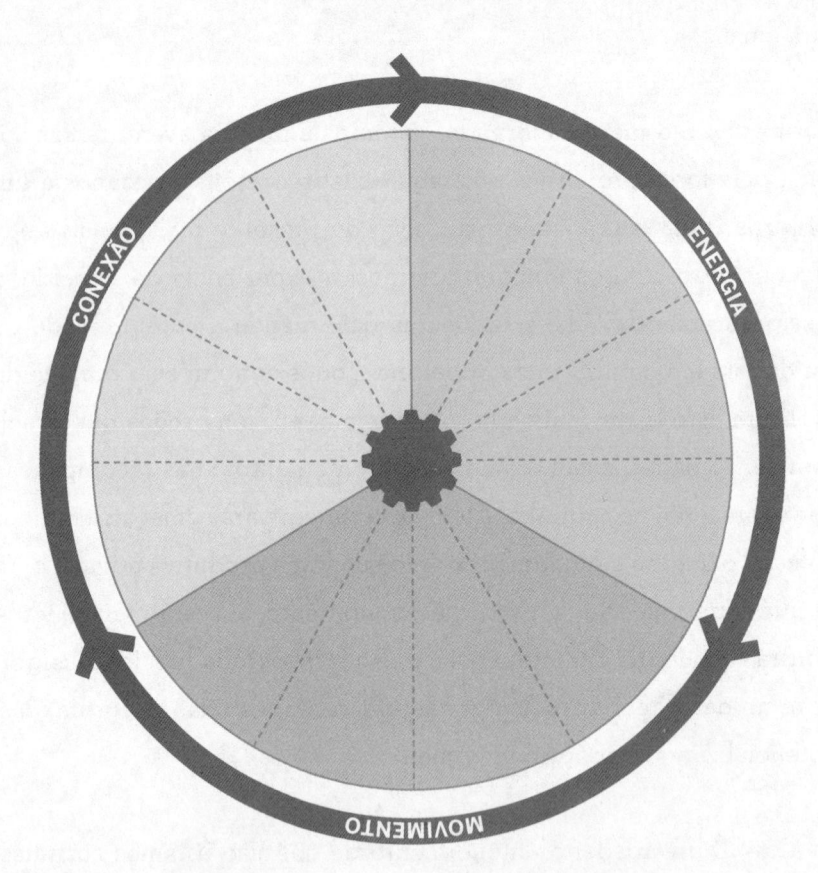

As engrenagens da jornada
e a missão da mulher real

Assim como Érika – a personagem que apresentei agora há pouco –, durante a nossa jornada, somos invadidas por muitos questionamentos e, muitas vezes, por um desejo inexplicável de algo mais. Essa vontade, força motora do início da jornada, é um chamado para todas nós ativarmos nossa energia, ouvirmos nosso coração e acessarmos o potencial de ação que temos para realizar a missão que estamos destinadas a cumprir.

Quando ouvimos expressões como *novo hábito, transição de carreira* ou *mudança de vida*, nosso corpo reage com negatividade, exatamente porque não queremos deixar nosso estado de segurança. Neste momento, mudar não é o desejo. Então que fique claro que viver em um ambiente sem estresse, sem medo e sem desafios pode ser o mundo ideal para muitos, mas é utópico, pois não poderíamos viver assim para sempre. Quando recebemos o chamado para a mudança, para viver a aventura e para sairmos da zona de estagnação e do mundo comum que conhecemos, percebemos a ciclicidade das coisas.

A energia necessária para romper com a zona de estagnação é a força motora do início da jornada. E deixo registrada minha opinião sobre a palavra "conforto": ela pode ser boa e, por vezes, ser algo que buscamos e merecemos; entretanto, para a Érika e para todas as mulheres que encontrei em minha trajetória, a zona de estagnação é como um estado no qual a pessoa não tem estresse ou medo, mas está em um contexto de estagnação e acomodação em um mundo com cada vez mais acesso ao conhecimento e a novas ideias. Se não cuidarmos, a zona de estagnação pode se transformar em um lugar fácil para viver, sem desafios e, principalmente, sem espaço para realizar os nossos sonhos.

Vamos entender, então, que a energia para avançar da zona de estagnação passa por ativar a coragem da guerreira que existe em nós, ultrapassar a zona do medo e mergulhar na zona do aprendizado para então alcançarmos a zona de crescimento e expansão, fundamental para inspirarmos o mundo ao nosso redor!

As etapas para o sucesso

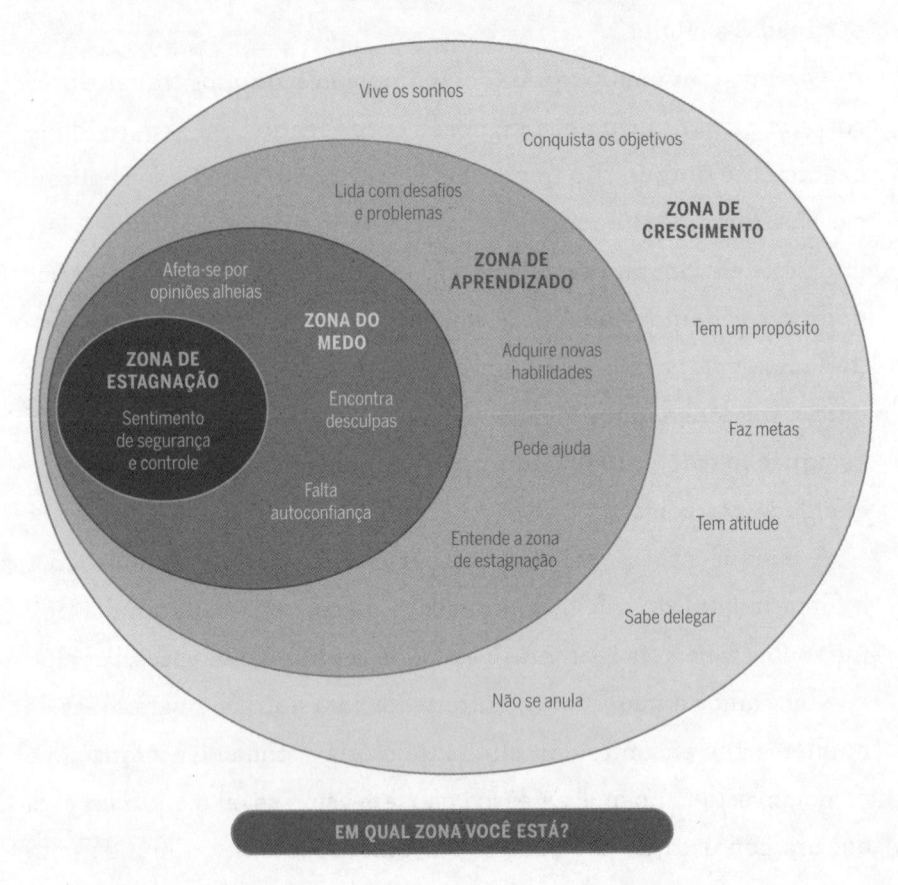

Por vezes, tudo – o mundo e as pessoas – continuará do mesmo jeito, mas nós estaremos transformadas. Em muitas ocasiões, estamos em um lugar comum, em um espaço confortável que foi conquistado com esforço, e demoramos a buscar algo mais, a nos desafiar e a entender que existe uma recompensa ao fim de todos os desafios que buscamos. Se ativamos a energia para a busca do novo de novo, precisamos ser gentis com nossas escolhas. Portanto, não vamos condenar, abandonar ou julgar nossa casa, nosso trabalho, nossa família e as pessoas que amamos por ainda não terem dito *sim* para si mesmas. Apenas olharemos para nós como seres únicos que embarcaram na aventura do autoconhecimento e retornaremos com a melhor recompensa de todas: sermos melhores do que éramos quando dissemos sim.

Faremos o mesmo com o outro, compreendendo que cada pessoa possui o próprio tempo.

A MINHA, A SUA, A NOSSA HISTÓRIA

Sabe por que escolhi falar com a mulher de impacto e guerreira que existe em você? Simplesmente porque acredito em um potencial de ação que criará um movimento de conexão entre mulheres. Penso que a liberdade e a segurança, valores tão fortes para nós, podem andar juntas. Penso que devemos deixar a menina crescer e contar para a adulta que a vida também pode ser leve e divertida; faço isso bem neste momento que convido a mulher inocente e a mulher criança a se apaixonar pelo processo e a viver a jornada da guerreira quantas vezes desejar, inspirando mais e mais pessoas.

Existe um potencial de ação em cada mulher que eu chamo de energia criativa. Muitas mulheres, ao tentarem dar conta de tudo e de todos, adiam seu momento de dizer *sim* para a jornada que as tirará da zona de estagnação, do mundo comum, e as colocará ante os enfrentamentos para construir o próprio movimento. Esse movimento será baseado no que elas sabem, acreditam, querem e *devem* comunicar.

Essa mulher cresce acreditando que precisa ser independente, mas, na verdade, o que ela precisava é ressignificar essa crença para poder ser livre. Livre para escolher e dizer *sim* para a energia criativa, para o movimento e para as conexões que somos capazes de fazer quando estamos decididas a dizer *sim* para a força emocional que existe dentro de cada uma de nós.

E, para dizer *sim*, precisamos de coragem. Coragem para romper com o velho, coragem para abrir-se ao novo, coragem para uma viagem interna poderosa e coragem para inspirar mais pessoas, pois, quando aceitamos nossa missão, descobrimos que não estamos mais sozinhas.

Por isso, digo: este livro não é sobre a Chai mentora de líderes e empreendedoras que já viveu uma grande transição de carreira e, por conta disso, entende de fechar ciclos e iniciar outros caminhos. Ele fala de cada um das centenas de clientes que guiei nos últimos anos e todas as mulheres com quem tive a felicidade de me conectar (além do digital). Fala de mulheres, pois entendi que meu propósito é inspirar mulheres a acreditarem em si mesmas e a se sentirem inteiras, despertando a guerreira interior que gera impacto no mundo por meio do próprio movimento.

Falaremos, aqui, da mulher real que decide sair da estagnação e entrar em um ciclo de aprendizagem com o objetivo de crescer em diferentes áreas da vida e tornar-se uma pessoa melhor para o mundo, influenciando mais pessoas, liderando seu movimento e enviando sua nova mensagem como parte do seu legado.

Nos últimos cinco anos, mapeei cada uma dessas mulheres e encontrei pontos em comum entre elas, como características pessoais e, principalmente, pontos especiais em relação a três perguntas que faço antes de aceitar ser guia de suas jornadas.

Convido você a fazer deste livro um diário da sua própria jornada. Comece respondendo a cada uma destas três perguntas poderosas e mentalize esta leitura como a ferramenta para tornar os seus desejos reais.

Quais são seus três principais objetivos para os próximos doze meses?

Quais são seus maiores desafios hoje para atingir esses objetivos?

Qual é sua principal expectativa em relação a esta jornada?

Uma jornada de leitura é considerada uma trilha de desenvolvimento pessoal que promove tomadas de decisões e ações em diferentes áreas da vida, como profissional, financeira, relacionamentos, bem-estar físico, emocional, mental e espiritual. E é preciso coragem para dizer *sim* a esse caminho e para viver a confirmação do chamado e os desafios que, certamente, surgirão.

Toda essa determinação e todo o poder de ação das mulheres inspiram muito, e talvez por isso nós temos sido podadas por tantos anos pela história do patriarcado; podadas devido à força do poder que já nos é natural. Este livro é sobre a coragem para dizer *sim* ao equilíbrio entre as energias femininas e masculinas que todos nós temos, com o olhar de uma mulher que mentorou outras mulheres em uma época de conquistas, mas também de medo, culpa e julgamentos.

Muitas vezes, vemos que mostrar nossa competência, aspirações de carreira, habilidades com oratória e liderança, características naturais da guerreira que todas temos dentro de nós, é visto como um desequilíbrio ou reivindicação de uma superioridade ante a outro gênero, como se não fossemos capazes. Mas se trata de equilibrar as energias, de equiparar as forças e os espaços.

Despertar a guerreira interior não é um chamado para a luta ou para a guerra dos sexos. Nos últimos anos, estamos vivendo o maior conflito que poderíamos viver no quesito equilíbrio entre as energias feminina e masculina. No início da minha carreira, aos meus 21 anos, eu me preocupava muito com a imagem que passaria por meu comportamento e minhas roupas. Ouvi muitas piadinhas e sofri alguns assédios, mas que eu mesma normalizava. Hoje entendo que, apesar de algo recorrente, aquilo nunca foi normal. Natural é seguir as leis e as normas vigentes na sociedade em que vivemos. Mesmo que a justificativa da natureza e do próprio instinto seja considerada comum por ter um histórico cultural, não devemos normalizá-la e aceitá-la em nossa vida.

Médicas, advogadas, engenheiras, escritoras, executivas, vendedoras, atrizes e muitas outras profissionais incríveis eram (e ainda são) primeiramente prejulgadas por seu estilo, roupas, comportamento, modo de falar e somente depois pelo resultado do seu trabalho. Foi nesse universo que algumas das mulheres que serão citadas neste livro como *cases* de sucesso e exemplos dos arquétipos viveram seu despertar; mulheres que, como eu, têm muito a inspirar.

Lembro-me de que precisava me posicionar com firmeza, estratégia e foco na instituição em que trabalhava e, muitas vezes, ouvi dos meus colegas e chefes que eu era como um amigo "homem", e que eles não conseguiam entender como eu conseguia ao mesmo tempo fazer e-mails coloridos (tinha um tom de deboche), ouvir empaticamente os problemas pessoais da equipe (tinha um tom de desaprovação), motivar o time para que fosse autônomo em suas atitudes (tinha um tom de medo), ser jovem e bonita (tinha um tom de desconfiança) e ainda assim ser respeitada pela força com que eu lidava com a pressão dos resultados diferenciados (tinha um tom de inveja).

O que eu estou contando não se trata de perfeição ou de ser a líder ideal, mas de aceitar quem eu era, os meus pontos fortes e ter, sobretudo, enorme compromisso com a entrega. Nosso potencial é gigante e, muitas vezes, não estamos colhendo os resultados que correspondem a ele porque nos distraímos pelo caminho. Os julgamentos resultantes da história do patriarcado são grandes distrações – lembre-se disso durante a sua jornada –, pois o ato de ativar forças emocionais será como antídoto ao veneno paralisante do olhar crítico.

Mesmo assim, sei o que é ser mulher em uma instituição com mais de 90 mil funcionários, na qual 55% eram mulheres e 45% eram homens e, mesmo assim, os cargos de alta liderança serem ocupados 80% por eles, em vez de termos uma liderança com igualdade entre os gêneros. Isso mostra o quanto o desafio de equidade, no que diz respeito a oportunidades para mulheres, é gigante. Ao mesmo passo, vemos as discussões concernentes à maternidade. Uma vez ouvi de um diretor que o fato de eu ser mãe me deixava em desvantagem, pois, enquanto eu estava em casa após o expediente cuidando do meu filho, meus pares homens estavam em cima dos relatórios, buscando indicadores para melhorar a performance deles.

Ele estava errado; eu realmente chegava em casa e desligava meu celular, mas o que eles não sabiam é que uma mulher competente que é mãe trabalha com muito mais determinação e sabe como ninguém ser produtiva na hora que precisa ser. Foi assim que alcancei meus melhores resultados, contra tudo e todos, ressignificando as dificuldades, transformando minha raiva em ação e mais uma vez quebrando padrões.

Eu vivi a época do *hard work* no mercado financeiro, entre 2001 e 2015, época em que muitas empresas de tecnologia surgiram e o Vale do Silício se tornou um grande polo. Era um cenário em que o crescimento exponencial dos negócios era associado à alta performance e a muitas horas de dedicação. As empresas começaram a transformar os ambientes físicos do escritório; a ideia era deixar os escritórios mais descolados, com pufes, fumódromos, cantos de café, mesas compartilhadas e espaços de lazer no meio de tudo, afinal as pessoas começaram a viver no trabalho.

A partir dessa transição e do nascimento do meu primeiro filho em 2010, percebi que era possível girar engrenagens sem focar apenas o trabalho. Quando fiz minha transição de carreira para empreender na área do desenvolvimento humano, entre 2012 e 2015, decidi continuar sendo uma mulher produtiva, mas em processo de desaceleração. Essa mudança de paradigma foi justamente para passar o exemplo para outras mulheres de que somos mais do que capazes de encontrar equilíbrio entre tudo que desejamos fazer, sem as dicotomias que citei anteriormente.

Fui inserida muito cedo em um ambiente visto como masculino. Por ter trabalhado no mercado financeiro durante mais de catorze anos e ter sido vendedora em uma concessionária de automóveis, aprendi que não seria fácil, que exigiria de mim clareza ao me comunicar e habilidades como capacidade de liderança, gestão, criatividade, produtividade e inovação para serem acionadas em diferentes situações.

Despertar a GUERREIRA INTERIOR não é um chamado para a luta ou para a guerra dos sexos.

Para isso precisei de coragem para me posicionar, para falar o que acreditava, para defender meu ponto de vista, para negociar em mesas de igual para igual, sempre com o cuidado de não ultrapassar o limite da autenticidade e ser impositiva. Podemos ser assertivas em nossa abordagem e tenho uma enorme alegria em ver que estamos em um movimento de inspirar umas às outras, que temos muito mais possibilidades de sermos autênticas em busca de uma vida com mais propósito e muito mais presença. Sei que essa é uma atitude pequena, mas ela é muito potente. Entenda que aceitar o chamado é ouvir a intuição que diz: "Estou pronta para dizer sim". Às vezes, o *sim* pode ser um posicionamento. E sinto que, quando digo isso para muitas das mulheres que conheço, a conexão se estabelece e ali me torno a guia de suas jornadas.

A mentoria como *sim*

Como disse anteriormente, acredito que nossa vida é dividida em diversos ciclos, com começo, meio e fim. E eles ditam a maneira como nossa vida fluirá. Sempre me preocupei muito com encerrar ciclos em minhas mentorias porque minhas clientes mulheres – sim, somente acontecia com as mulheres – resolviam guardar os últimos encontros para um futuro qualquer. A partir dessa atitude comecei a entender que elas não queriam encerrar o ciclo por medo de perder o vínculo ou por poder ter aquela carta na manga caso algo extraordinário acontecesse e precisassem de mim para uma nova consulta ou um novo direcionamento, ou simplesmente porque não aprenderam a terminar o que começaram.

Foi com esse sentimento que mudei meu modelo de entrega das mentorias nos últimos dois anos. Comecei a colocar às claras que o fim do ciclo fazia parte do resultado, mostrei o quanto era positivo cumprir a jornada e que tudo é cíclico, podendo, inclusive, recomeçar, desde que com objetivos diferentes. Afinal, ela não era mais a mesma e já estava diferente do que era quando começou ao responder as três perguntas mágicas da aplicação que vocês agora conhecem. Dessa forma, tive clientes que estiveram comigo em dois, três e até quatro ciclos de mentorias diferentes.

A partir da análise de todas as respostas e de cada pesquisa que fiz e faço com mulheres, desenhei *personas* para encontrar dores e desejos comuns entre elas. Você que leu até aqui conheceu um pouco sobre a "Érika", com seus 38 anos, casada, dois filhos, empresária, discreta, sem tempo, querendo liderar o mundo.

Logo você conhecerá a "Ju", 31 anos, solteira ou recém-casada, quer ter filhos e formar a família de propaganda de margarina. Ela tem uma visão empreendedora, do tipo *hard work*, em processo de querer delegar mais e melhor, deseja o sucesso que vem com a independência.

Saiba que existem algumas versões das "Érikas" e das "Jus" que serão apresentadas como *cases* específicos com nomes fictícios, pois existem situações em que realmente preciso pontuar para conectar mais com a realidade e unicidade de cada uma de nós. Fique aqui registrado que, quanto mais mulheres reais influenciarem e inspirarem outras mulheres reais, mais teremos conquistas e frutos de cada sim que dizemos.

Compartilho aqui as respostas dessas *personas* às três perguntas que fiz para você agora há pouco. Leia com atenção e avalie com qual você se identifica mais.

ÉRIKA

QUAIS SÃO SEUS TRÊS MAIORES OBJETIVOS PARA OS PRÓXIMOS DOZE MESES?

- Iniciar meu novo projeto, colocar minha marca/nome no mercado e atingir o máximo de público/seguidores para meu negócio.
- Adequar a minha renda ao meu padrão de vida e meus objetivos; fazer e executar um plano de negócios a longo prazo; crescer internacionalmente.
- Gostaria de alinhar os objetivos junto com a Chai.
- Compartilhar minhas experiências com outras pessoas.
- Quero crescer de modo consistente, me posicionar melhor com relação ao meu valor e melhorar estratégias de administração de tempo.
- Posicionamento, autoridade, *smart work* (inverso de *hard work*).
- Abrir uma empresa nova, melhorar minha condição física, entrar no universo das redes sociais para vender meu novo projeto.
- Escalabilidade do negócio. Sustentabilidade financeira. Equilíbrio; não me sentir tão sobrecarregada, quero mais leveza.
- Conseguir começar uma nova ideia.
- Descobrir minha nova carreira e começar a atuar. Ser mais organizada, produtiva e ter mais planejamento na vida profissional; conquistar minha independência financeira.
- Segurança (autoestima), definição clara de metas, autoridade (ser autoridade no assunto).

O QUE A IMPEDE DE CONQUISTÁ-LOS NESTE MOMENTO?

- Coragem.
- Ainda tenho dificuldades no meu posicionamento, não sei como calcular direito o valor do meu serviço, não sei que passos seguir para dar um tiro certeiro no escalonamento do meu método.
- Gostaria de tratar pessoalmente.
- Timidez e falta de organização.
- Direcionamento e constância, tempo, e confesso que ando meio sem saber como planejar a curto, médio e longo prazos.
- Organização e planejamento de tempo e energia pessoal.
- Organização, tempo, acomodação com velhos hábitos.
- Insegurança. Perfeccionismo, me aprofundo muito nos temas e sinto que sempre falta algo. Organização do tempo, me perco com as tarefas. Receio de ousar, medo de dar um passo maior que a perna.
- Tempo!
- Síndrome da Impostora, medo de fracassar, não ter ainda certeza do que quero profissionalmente.
- Tempo, (falta de) organização, insegurança (timidez), preguiça.

QUAL É SUA EXPECTATIVA COM A JORNADA?

- Clareza e objetividade no negócio.
- Vencer as dificuldades encontradas hoje, visualizar o caminho para atingir meus objetivos e colocá-lo em prática.
- Desenvolvimento/aperfeiçoamento profissional/carreira e inteiração profissional.
- Crescimento.
- Nunca fiz individual, somente em grupo.
- Foco, produção, organização, consolidação do meu papel.
- Focar as ações relevantes.
- Confiança, equilíbrio (pessoal e profissional), definição de um novo posicionamento e formas de atuação, empresa altamente lucrativa e organizada para crescer.
- Alcançar meus objetivos.
- Me conhecer ainda mais, saber aonde quero chegar e ter o suporte de que preciso para isso.
- Me reinventar, repaginar (risos). Posicionamento.

JU

QUAIS SÃO SEUS TRÊS MAIORES OBJETIVOS PARA OS PRÓXIMOS DOZE MESES?

- Reconhecimento da marca no mercado nacional, liberdade e desvinculamento no diário da empresa e atingir estabilidade financeira.
- Crescimento da empresa (em faturamento); organização para venda da empresa ou escalonamento; ser reconhecida como a melhor empresa do setor na minha cidade.
- Plenitude/autoconfiança/definição de metas.
- Maior engajamento no Instagram, aumento das vendas, alcançar novos clientes.
- Me equilibrar financeiramente, me fortalecer como sócia e acionista da minha empresa e me tornar uma liderança dentro da minha empresa.
- Conseguir tocar sozinha/fazer o negócio dar certo/ter mais foco.
- Monetizar mais na empresa; atuar com consultoria financeira – plano B ou paralelo; planejamento.
- Mudança na esfera profissional, pessoal e familiar.
- Aumentar minha performance e administrar melhor meu tempo.
- Construir um legado; ser referência na liderança de pessoas; ganhar o reconhecimento e bônus anual da empresa.
- Clareza de propósito, de carreira; reconhecimento, identificação dos meus talentos e competências.

O QUE A IMPEDE DE CONQUISTÁ-LOS NESTE MOMENTO?

- Aceitação no mercado nacional, mão de obra qualificada e necessidade de acompanhar todo o processo interno da empresa.
- Organização, planejamento, passos a seguir.
- No momento, confusão de ideias e depois de algumas sabotagens externas um pouco de apatia e desânimo. Falta de força (que eu sei que há dentro de mim).
- Insegurança.
- Medo de mudanças, um pouco de preguiça de enfrentar os obstáculos e sair da zona de conforto.
- Pouca experiência/às vezes não saber o que fazer.
- No momento falta de foco.
- Estagnação.
- Falta de priorização.
- Comunicação, jeito disciplinado e rígido.
- Não ter claro aonde quero chegar, dependência financeira, falta de autoridade. Empresa familiar, falta profissionalizar.

QUAL É SUA EXPECTATIVA COM A JORNADA?

- Progredir intelectualmente e aprender a me posicionar melhor.
- Atingir meus objetivos empresariais.
- Redescobrir minha força. Traçar metas. Conquistá-las uma a uma e brindar muito! Gosto de ser feliz, fico perdida quando estou triste.
- Aprender a não ter medo e confiar no meu taco.
- Me organizar e me fortalecer profissionalmente, me sentir produtiva e segura.
- Conseguir ter mais foco/determinação, saber para qual caminho devo ir.
- Estar com a Chai como guia.
- Mudança de comportamento, forma de agir e pensar; atitude.
- Me tornar uma profissional melhor.
- Atingir meus objetivos.
- Ter clareza de onde quero chegar (pessoal e profissionalmente) e construir o caminho para que isso se realize.

Depois de ler tudo isso, eu a convido para uma reflexão: por que a mulher adia fazer o que deseja viver? Por que a mulher adia se tornar o que nasceu para ser?

Não há certo ou errado. O que está errado é a tentativa de nos encaixarmos em papéis o tempo todo achando que daríamos conta de todos, como que se trocássemos de roupas, ou melhor, de máscaras, a cada situação do cotidiano: a mãe, a esposa, a filha, a profissional, a amiga, a plena, a louca, a nora, a supermulher, a bruxa, a coitadinha, a menininha, o mulherão e a guerreira que inicialmente nega que algo mudou e depois aceita viver a jornada que existe entre ser forte e vulnerável, algo que para muitos parece dualidade, mas, quando nos permitimos dizer mais sim do que não, percebemos o quanto são a mesma coisa.

Nesse contexto, quando estou no meu papel de profissional, líder, produtiva, treinando pessoas, no meu palco de impacto e vestida de mulher bem-sucedida, também estou confortável e, para permanecer ali, na posição que me dá realização, acredito que é preciso ter uma entrega refletida em alta performance com excelentes resultados sem me sentir culpada, e sim sendo responsável por minhas escolhas.

Assim, meu convite é para, a partir de agora, firmarmos um acordo de não julgamento. Começaremos neste livro e levaremos o aprendizado para todas as nossas relações com outros seres humanos. Como podemos aplicar esse acordo na prática?

1. ACEITE A REALIDADE. Seremos julgadas e, mesmo assim, nos esforçaremos para não julgarmos o outro, começando com a aceitação de quem somos. Se você decidiu entrar em movimento, assim como eu, você chamará a atenção, e, se chamar a atenção, prepare-se para ser questionada, julgada, criticada e feliz. Quando tomei a decisão de sair do meu emprego no fim de 2011, precisei ficar uma semana em silêncio, quieta dentro de casa, ouvindo todo o barulho interior que existia. Foi como se eu tivesse acordado alguns monstrinhos adormecidos: medo do futuro, insegurança do que fazer, perder o poder conquistado até ali, precisar do dinheiro do marido, perder a referência profissional, começar de novo, medo de não dar certo. Ouvia minhas vozes internas e me lembrava desses questionamentos a todo o momento.

2. OLHE PARA SI MESMA PRIMEIRO. Repita e continue olhando para si mesma mais uma vez e só então olhe para o outro, não no sentido de se comparar, e sim no sentido de ter como referência. Quanto mais olhamos para nós mesmos e nos reconhecemos como seres em evolução, mais evitamos o maior desperdício de energia da vida: julgar (não somos juízes) o certo e o errado de quem está em outro papel. Quando você ler sobre coragem aqui neste livro, você entenderá que ela tem muito mais a ver com enfrentamentos do que com a própria palavra em questão. O poder de reconhecermos as nossas forças é ativado por três principais engrenagens do equilíbrio que guiarão a jornada heroica a partir de agora:

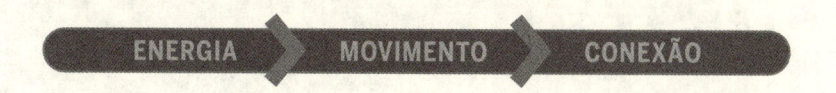

ENERGIA ⟩ MOVIMENTO ⟩ CONEXÃO

E é assim que iniciamos a nossa jornada. Espero encontrar você na próxima página! Vem comigo!

Capítulo II

NÃO ACREDITE EM QUEM DISSE QUE VOCÊ DARÁ CONTA DE TUDO

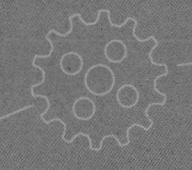

Todos os dias uma mulher acorda com a sensação de estar atrasada.

E não estou falando do atraso literal de um despertador tocando muito cedo associado à imagem de alguém saltando assustado da cama por ter perdido o horário. Acredito que essa mulher nem usa mais o despertador; já tem seus rituais pessoais e até mesmo uma rotina inventada que inclui acordar na hora que deseja sem sustos ou surpresas.

Estou falando de acordar (independentemente do horário) com o sentimento de que já deveria ter realizado muitas coisas na vida, com a autocobrança de estar devendo mais tempo para si mesma e com a certeza de que mais um dia começará com a agenda cheia de tarefas, muitas pendências e alguns compromissos que, infelizmente, nem sempre estão relacionados com o que realmente importa para ela: a sensação de viver a vida aqui e agora com propósito e presença.

Segundo a pesquisa *Sem parar: o trabalho e a vida das mulheres na pandemia*,[9] desenvolvida pela Sempreviva Organização Feminista (SOF) e a Organização Gênero e Número, aproximadamente 82% das mulheres se cobraram mais em relação à própria produtividade na pandemia de covid-19. A pesquisa também traz que 41% das mulheres que se mantiveram trabalhando no cenário pandêmico afirmaram que trabalharam mais. Isso reforça a minha observação do quanto somos "fazedoras" ou executoras, na maioria das vezes de modo natural. Acontece que essa postura se deve ao fato de que também somos sobrecarregadas, e muitas vezes não temos a ajuda de uma verdadeira rede de apoio que poderia vir da família, de dentro de casa, de dentro da empresa e até de nosso ciclo de amigos. O estudo também mostrou que 51% das mulheres passaram a cuidar de alguém por causa da necessidade e da falta de redes de apoio antes existentes, sendo crianças, idosos ou pessoas com deficiências, reforçando aqui o arquétipo da "cuidadora", mulher prestativa, que possui a capacidade amorosa de doação.

A breve referência ao cenário causado pela pandemia não é o foco para esta discussão, porém é um fato significativo que mostra o quanto a mulher ou tenta dar conta de tudo, ou se sente culpada quando não consegue, e, por essa razão, influencio outras mulheres no quesito produtividade e liderança. Muitas vezes, me enquadro nesse comportamento e, por dividir essa experiência com muitas outras mulheres, preciso afirmar que você não deve acreditar em quem disse que você dará conta de tudo.

[9] SEMPREVIVA ORGANIZAÇÃO FEMINISTA. **Sem parar: o trabalho e a vida das mulheres na pandemia**, 2020. Disponível em: http://mulheresnapandemia.sof.org.br/. Acesso em: 26 set. 2021.

Para algumas pessoas, como nossos pais, companheiros, filhos e, por vezes, até nossos colegas de trabalho, conseguimos dar conta de tudo. Ainda, vemos dicas e alternativas mágicas sendo compartilhadas nas redes sociais para que alcancemos a alta performance; e criamos expectativas para alcançá-la. Tenha cuidado pois a expectativa é a mãe da culpa. A culpa não é de ninguém, mas a responsabilidade de comunicar de modo claro que precisamos de ajuda é nossa. Sei que, por vezes, fazemos tudo, inconscientemente, em busca de aceitação. No entanto, precisamos aprender a delegar e a entender o papel de quem nos cerca.

Eu acredito demais que você pode encontrar o ponto de equilíbrio da sua vida, respeitando seus limites, desafiando seus sabotadores, enfrentando seus medos, entrando em movimento e fazendo acontecer; porém sempre com a força emocional que leva a uma escala de consciência na qual a realidade é melhor do que o sonho distante, e por vezes inatingível, do mundo ideal.

Parar de romantizar a produtividade é um convite que lhe faço a partir deste momento. Parar de esperar um dia ideal para começar a dizer *sim* para si mesma pode ser a motivação que falta para o crescimento e, consequentemente, para que a reconheçam como alguém que cuida de si para melhor cuidar dos outros também.

O mundo ideal para nós, pensando em um dia produtivo, seria aquele dia em que não acontece nenhum imprevisto. Imagine você acordar e cumprir tudo o que programou e desejou, sem precisar apagar nenhum incêndio em casa ou no trabalho...

A Ju, nossa segunda personagem, acorda cedo. Ela ama aproveitar ao máximo o dia, especialmente pela manhã quando o mundo ainda dorme. Assim, no dia ideal, ela conseguirá dar *check* em toda a sua lista de tarefas, cumprir seus compromissos com energia e produzir muito resultado.

O dia ideal da Ju engloba várias engrenagens da vida; ela provavelmente faz exercício físico bem cedinho, como ioga em casa ou corrida na rua; *muay thai* com personal trainer ou tênis de praia com a turma. Depois disso, pronto, o dia começou, ela vai para a empresa com um copo de café em mãos (no estilo nova iorquino), vestindo uma roupa estilosa e confortável ao mesmo tempo. Em seguida, liga o computador (se não o desktop da empresa, um Macbook) e começa a "trellar"[10] com uma agenda aberta para começar a despachar as tarefas mais importantes do dia.

Ela não gosta de parar para almoçar, pois aproveita esse tempo para fazer algo pessoal. À tarde, mesmo alegando que sua energia começa a cair, continua forte, com o dia produtivo. Porém, no dia ideal, ela também falaria com alguém especial da sua família, como com a mãe ou o pai, ajudaria o irmão e responderia a vários e-mails ou mensagens no WhatsApp. Faria algo mais voltado para o trabalho em equipe ainda pela tarde, participando de uma reunião e, claro, terminaria o dia ativando clientes, focando as metas.

O dia ideal da Ju termina com um happy hour com as amigas, a agenda organizada para o dia seguinte e uma sensação de dever cumprido, com vários risquinhos de concluído em sua enorme lista de tarefas. Além da sensação de ter olhado para várias engrenagens como saúde, trabalho, organização financeira, relacionamentos e realização pessoal e profissional, arrisco a dizer que ela apagou alguns

---

[10] Referente ao Trello, que é uma ferramenta que organiza listas e projetos de modo visual e é bastante usada para produtividade. Eu costumo usar com minhas clientes e na organização dos meus projetos de trabalho. Saiba mais em: https://trello.com/.

incêndios, afinal ela é ótima nisso; mas, como estou falando em dia ideal – aquele dos sonhos –, isso não afetou sua produtividade nem seu humor.

No mundo real, vivemos dias como esse da Ju quase que em um confortável modo automático; nos sentimos parte de um grupo importante por agirmos assim, somos admiradas por "dar conta" de tanta coisa e sempre que encontramos algum conhecido comentamos que estamos na "correria". No entanto, é uma questão de tempo (já que estamos falando dele aqui) para que comece a reflexão sobre qual a intenção de agirmos assim, a busca pelo porquê, questionamentos sobre o motivo de vivermos essa rotina. Se nosso objetivo é inspirar mais pessoas ao compartilharmos nosso saber, devemos primeiro vivê-lo na prática. A Ju aprende rápido e aplica tudo o que aprende a fim de ser gestora do seu tempo com mais propriedade.

Mulheres são culturalmente multitarefas, o que muitas vezes envolve ter uma agenda cheia e viver correndo atrás do próprio tempo. As mulheres que conheci ao longo desses últimos anos, além de levarem uma vida corrida, fazendo dezenas de coisas ao mesmo tempo, apresentavam diferentes interesses e múltiplas paixões, especialmente no campo profissional. Por conta dessa energia alta, da vontade de saber e fazer mais, facilmente entram em ação e, por isso, aceitam com facilidade a vida equilibrista, fazendo tudo ao mesmo tempo.

Trago aqui um caso de uma cliente que se tornou amiga, a qual chamarei de Letícia. Com espírito de liderança forte desde criança, sempre muito inspirada pelas mulheres fortes da sua família, como avó, tias e a própria mãe, cresceu ouvindo que sua mãe, assim como a mãe das suas melhores amigas, precisou renunciar ao papel de mãe integral para ter uma carreira de sucesso.

Sua mãe escolheu a carreira, não participou de eventos na escola e criou filhos mais independentes. Foi uma mãe incrível, que fique bem claro, porém talvez exista uma culpa nessa mãe por não ter dado conta de tudo (filhos, casa e carreira), no nível que considera ideal. E claro que existe uma dor emocional na conta dos filhos, que sentiram essa falta em uma época (há mais de trinta anos) em que isso ainda não era tão comum, apesar de que hoje ainda sofremos com o julgamento de outras mulheres no quesito escolhas.

Letícia cresceu ouvindo que precisava seguir um modelo de sucesso, estudar (ser excelente aluna), ter uma profissão (ser uma das melhores), se casar e formar família (com conforto e segurança) porque, claro, assim seria feliz. Ela foi desafiada a quebrar o padrão existente em sua família: poderia fazer diferente como sua mãe e ter uma carreira bem-sucedida, e mesmo assim ser uma mãe presente, atuante e exemplar.

Letícia tem 40 anos, casada com o filho de um tipo de mãe diferente da sua, aquela que renunciou à carreira e ficou em casa cuidando dos filhos e da casa. Não pense que ela não tem um ótimo relacionamento com a sogra, pelo contrário; em algum momento elas conversaram de maneira direta e amorosa, e a mãe do marido passou a admirá-la por sua coragem (mesmo que não confesse), assim como Letícia a admira pela elegância e dedicação à família.

Mesmo com a sua aparência forte, muitas vezes impositiva na forma de comunicar, podemos dizer que ela fez tudo por todos e que algumas vezes esqueceu que a principal forma de ser rebelde ou de quebrar padrões seria fazer exatamente o contrário: ter coragem para dizer *sim* para si mesma sem a necessidade de ser perfeita aos olhos dos outros. A verdade é que ela enfrentou o medo de seguir um padrão, alterando o plano que foi feito, aceitando que não queria mais dar conta de tudo. Ela não precisava provar nada para ninguém. Ela precisava apenas ser feliz, sem fazer escolhas de renúncias como nossas mães e avós fizeram. Aliás, este é exatamente o maior propósito dos pais: ver seus filhos felizes.

A Ju e a Letícia têm o arquétipo da Guerreira muito presente, pois são corajosas e gostam de desafios, não aceitam o conformismo de viver uma vida morna, sem emoção e sem novos projetos. Elas têm em comum a habilidade de comunicação e adoram estar com mais pessoas, sempre em busca do que é inovador, diferente e especial.

Elas encontram no colo dos seus pais o aconchego, o carinho e a segurança. Elas se casaram com homens calmos, que trazem tranquilidade para suas vidas. Maridos que as olham com admiração e incentivam seus voos. Elas admiram a mãe, que criou filhas mais livres e independentes, mas, no fundo, querem ser diferentes no que diz respeito ao papel da maternidade produtiva, pois acreditam que podem dar conta de tudo – e darão. Aqui existe uma filha muito mais parecida com a mãe do que ela gostaria de admitir.

Elas trabalham muito para poder ter estrutura para entrar em um ciclo de prosperidade; afinal, a estrutura permite contratar pessoas para ajudar na jornada múltipla. Mulheres como Letícia e Ju não veem problema em delegar, apesar de serem controladoras na forma de liderar. São assim muito mais por serem perfeccionistas do que por serem inseguras. Aliás, são autoconfiantes e evitam quem não tem a mesma atitude. Ao perceberem que podem ser e ter tudo o que desejam, confundem *dar conta de tudo* com perfeição e controle.

Quando tentamos dar conta de tudo sozinhas, existe uma crença de que faremos do nosso jeito. Assim, em tese, teremos controle sobre o que está sendo feito. Queremos provar para o mundo que somos capazes e assim vamos acumulando tarefas, cargos, funções, papéis, sem pedir ajuda, sem aprender a delegar e muito menos sem aprender a soltar. Essa visão é muito controladora e revela um problema de confiança a ser curado: ou não confiamos em ninguém para fazer o que estamos fazendo, ou precisamos trabalhar nossa própria autoconfiança para nos jogarmos onde realmente cresceremos. Estar presa tentando dar conta de tudo pode ser uma grande desculpa do nosso inconsciente nos prendendo na zona de estagnação e, assim, vamos adiando a liberdade tão desejada de experimentarmos novas aventuras na zona do aprendizado.

Ao terem clareza disso, mulheres como elas sentem que podem reorganizar as próprias ideias, rever suas rotinas e até mudar a visão de mundo construído até aqui pela de um mundo mais maduro emocionalmente, em que podem ser vulneráveis sem sentir vergonha, em que podem ter um posicionamento de uma mulher mais real sem sentir culpa, assumindo a responsabilidade libertadora por querer ser, a partir de agora, flexível.

Elas, assim como eu e você, são as heroínas da nossa época, por isso existem tantos filmes, seriados e livros falando dessa mulher que é independente, bem-sucedida e que tem engrenagens rodando na vida pessoal e profissional. São mulheres importantes para a quebra de padrões que até então eram comuns e aceitáveis na nossa sociedade, pois levantam a bandeira de que é possível, inspiram outras mulheres. São mulheres como a Ju e a Letícia que precisam responder no grupo de amigos ou da família que não conseguem falar porque estão ocupadas fazendo mais um curso, lendo mais um livro ou se jogando em uma jornada de desenvolvimento pessoal.

Na cabeça da Ju ou da própria Letícia, ser questionada por buscar mais conhecimento ou por se jogar em novos projetos parece ser tão absurdo e inconveniente quanto a própria resposta parece ser óbvia: "eu sou bem-sucedida porque invisto em me conhecer melhor, porque adoro mudar e busco melhorar, porque acredito que a jornada de desenvolvimento pessoal é combustível para continuar crescendo em todas as áreas da vida".

Assim como na mitologia, nas histórias e contos, a mulher com espírito guerreiro, isto é, meninas competentes e corajosas que se transformam em mulheres independentes e livres, com espírito indomável,[11] busca a conexão com a natureza, com a arte e com o intelectual para despertar seu protagonismo. Em vez de ficar parada, a mulher escolheu não desistir, não ceder e, principalmente, fazer mais, porque sabe que pode e é capaz disso. O *sim* para a jornada que está por vir é o *sim* para viver a jornada da protagonista!

[11] BOLEN, J. S. **Ártemis**: a personificação arquetípica do espírito feminino independente. São Paulo: Cultrix, 2020.

ENERGIA
Potencial de ação

Capítulo III

A VISÃO DA INOCENTE

Ao conhecer mulheres como Érikas e Jus, percebi que muitas ainda não tinham consciência das tantas jornadas heroicas que já haviam vivido, muito menos da transformação que acontece a cada etapa percorrida. Por estarmos no piloto automático, deixando a vida nos levar pelas demandas diárias, acabamos não percebendo o crescimento que temos a cada superação e a cada conquista.

Maia esteve na minha casa enquanto eu escrevia este livro. Eu estava mergulhada na pesquisa sobre os arquétipos e em como compartilharia tudo o que eu estava sentindo e vivenciando com esta imersão nas nossas energias e nas diferentes facetas das mulheres guerreiras que conheci ao longo da minha jornada como mentora.

Maia não se encaixa nem na *persona* Ju nem na *persona* Érika. Ela é uma mulher com 37 anos, foi casada e não teve filhos do primeiro casamento e, apesar disso, sempre foi mãe. Foi um pouco mãe da filha do ex-marido, foi mãe de seus irmãos e também foi um pouco mãe de seus pais. Quando Maia estava iniciando a vida adulta, passou no vestibular e foi cursar Administração de Empresas na capital de Florianópolis, perdeu o irmão de modo trágico. Com o luto na família, Maia assumiu um papel que não era dela, o de mãe da própria mãe.

A dor de todos fez com que Maia deixasse de ser uma menina inocente para se tornar a mulher forte que abraçou a todos e assumiu um peso que não era seu: a responsabilidade de carregar a família nas costas, sempre muito compreensiva e prestativa.

Quem nunca experienciou esse sentimento que descrevi? Você não precisa viver algo trágico em sua família como Maia viveu para compreender que, em algum momento da sua vida, os papéis parecem invertidos em relação à sua família. Nossa casa deveria ser o local mais seguro e acolhedor do mundo, nossa família exerce um papel de segurança fundamental, e isso tem um peso enorme na formação de nossa história. É por isso que a mulher com a energia arquetípica de inocente se mostra extremamente leal à família e, mesmo quando falha em determinados momentos da jornada, segue leal, muitas vezes em detrimento da própria liberdade.

Inclusive uma forma inconsciente de perdoarmos as falhas e os erros daqueles que vieram antes de nós é agirmos como eles. Isso mostra lealdade ao comportamento, aos valores e aos costumes que nos foram ensinados. É uma atitude perigosa, pois acabamos criando um padrão que, mesmo sabendo que não nos faz bem, ou pior ainda, não nos pertence, não faz parte de quem somos. Ação típica de uma "criança" que imita os "adultos".

No entanto, um dia, Maia me chamou para treinar a equipe da sua empresa, da qual tornara-se sócia. Já nos conhecíamos, já tínhamos uma conexão, porém foi a partir desse encontro e do nosso trabalho que desenvolvemos uma relação mais sólida. A partir disso, tornamo--nos amigas e nunca mais nos largamos. Lembro que, quando descobriu a traição do seu ex-marido, ela me ligou e fomos almoçar em um restaurante à beira-mar delicioso. Confesso que ela estava melhor do que eu com tudo aquilo, até porque eu realmente tomo para mim a dor de minhas amigas. Ainda mais de uma mulher forte como Maia, que mais uma vez havia sido inocente nas relações humanas, excluindo qualquer traço de rancor.

Nós duas temos uma energia arquetípica dominante da Governante/Soberana, que aparecerá mais para a frente neste livro, somos reconhecidas pela nossa liderança, firmeza e dedicação aos negócios. Contudo, quando Maia foi à minha casa, falei para ela de cada arquétipo descrito neste livro. Ali, com a apresentação de cada arquétipo, abri o caminho da jornada; e o que marcou aquele encontro foi a imagem da Inocente, pois caiu como uma luva no momento decisivo que ela estava em sua vida.

Há anos, Maia está na jornada do desenvolvimento pessoal. Hoje, é casada com um homem incrível, é uma mulher bem-sucedida, e, quando esteve comigo na véspera do seu aniversário, fizemos o grande encerramento de ciclo para iniciar o novo. Mais uma vez, vi uma mentoranda reconhecer a sua força. Porém, mesmo diante de todas as batalhas que havia lutado, ainda buscava um colo de mãe – talvez por ter sido mãe de todos. E essa busca bloqueava algo que estava reservado para Maia: viver o seu protagonismo.

Assim como eu e você, Maia é uma guerreira que merece um mundo de primeira classe, como gosto de chamar. Uma brincadeira que faço sobre subir de nível e ter um pensamento abundante e próspero para todas as áreas da vida. Talvez essa ideia ative em você a força necessária para reconhecer que está tudo bem desejar mais, desejar o melhor.

O despertar da guerreira é um convite para trazer à tona a consciência da força emocional que nos coloca em ação rumo à transformação. Por isso que, inspirada em obras como o *Herói de mil faces*, de Joseph Campbell, decidi escrever este livro para ajudar todas as mulheres a perceber que, ao aceitarmos a energia arquetípica da guerreira no lugar de permanecermos como vítimas das circunstâncias e extremamente leais às vontades alheias, podemos nos tornar protagonista da nossa história. Nessa etapa da jornada, essa mulher, ainda menina emocionalmente, convivendo com o arquétipo da Inocente, pode ativar sua força da verdade e da lealdade a favor do seu crescimento.

A energia arquetípica da Inocente remete a uma imagem de uma criança ou até mesmo de uma bebê no útero da mãe, alguém que não sabe de todas as coisas, por isso devemos ajudar a mulher inocente que existe em nós a entrar na jornada com mais segurança. Para isso, proponho um exercício de visualização. Feche os olhos neste exato momento e visualize seu EU adulto com suas conquistas, seu sorriso e sua força.

Nessa etapa, o foco é despertar a mulher equilibrista que está vivendo no piloto automático, sendo muito mais leal aos sonhos e expectativas dos outros do que livre para viver o propósito de deixar um legado. Lembrando que o mundo comum não é um mundo chato, ruim ou desconfortável; é apenas um mundo comum e ele pode ser extraordinário para cada mulher que se aventura fora dos limites do medo e da insegurança.

A energia arquetípica que devemos acolher como uma das nossas versões na jornada da Guerreira interior é a energia arquetípica da INOCENTE e a força de ativação para a primeira etapa dessa jornada é a VISÃO. Para ativar essa força, é necessário um exercício de clareza, de olhar para a frente.

Construa sua linha do tempo relevante neste momento:

MINHA CÁPSULA DO TEMPO
Hoje é dia ___/___/___

PASSADO
- Como era sua rotina?
- Quem fazia parte dela?
- Onde você vivia?
- Quais eram os seus sonhos?

PRESENTE
- Como é sua rotina?
- Quem faz parte dela? Qual é a idade dessas pessoas?
- Onde você vive?
- Quais são os seus sonhos? O que você deseja muito realizar? Realizou algo até aqui?

FUTURO
- Como você imagina sua rotina daqui a cinco anos?
- Quem fará parte dela?
- Onde você viverá?
- Você já terá realizado seus sonhos?

Agora olhe para tudo o que já realizou até aqui.

Olhe para onde você estava há cinco anos e deixe aqui o seu relato.

No livro *As aventuras de Alice no País das Maravilhas*,[12] Alice pergunta ao Gato que caminho deve tomar dali em diante. O Gato pergunta: "aonde você quer chegar?". Quando Alice responde que pode ser em qualquer lugar, o Gato retruca: "para quem não sabe onde deseja chegar, qualquer caminho serve". Com base nessa reflexão um tanto clichê do mundo do autoconhecimento, o conto de Alice representa muito bem o arquétipo da menina inocente perdida, sem rumo e um tanto deslumbrada com o tal "país das maravilhas".

Ter uma visão de como quer que a sua vida seja é o primeiro passo antes de embarcar em qualquer viagem. Porém onde você está pode ser tão ou mais importante do que saber aonde quer chegar. Lembre-se:

- **Seja consistente com suas metas.**
- **Não negue a boa ambição. Está tudo bem desejar algo grandioso.**
- **Enxergue fora da caixa! Olhe para o que até então estava invisível.**

Para onde queremos ir? Quais são as nossas opções e escolhas em uma vida que até pode ser curta, mas, de maneira alguma, precisa ser pequena.

Vamos entender que a jornada é justamente o caminho para que seja possível criarmos elos entre uma etapa e outra, entre uma área da vida e outra. É assim que geramos equilíbrio e movimento entre todas, tal qual é o início da conexão entre todas nossas versões femininas com a ativação das forças do autoconhecimento.

O caminho é longo e árduo, por isso é tão mais confortável permanecer onde estamos, sem esforço, sem movimento, sem energia e, claro,

---

[12] CARROLL, L. **As aventuras de Alice no País das Maravilhas**. São Paulo: Editora 34, 2016.

sem risco de frustração. Será por isso que temos nos sentido mais ansiosas? Será por isso que nos comparamos tanto com outras pessoas? Será por isso que nos culpamos por ainda não termos feito algo que nos torne realmente livres?

Quando comecei a escrever este livro, fiz o exercício que propus anteriormente. Naquele momento, voltei ao ano de 2016. Percebi que eu tinha pouquíssimos clientes naquela época, mas tinha mais tempo para um filho com 4 anos e um bebê de 1 e meio. Lembrei que estava aproximadamente 10 kg acima do meu peso ideal, estava com o corpo inflamado e por isso sentia dores e cansaço. Percebi minha imunidade baixa, meu corpo apresentava reações autoimunes e, como se não bastasse o pequeno AVC que havia sofrido um ano antes, levei um susto ao receber um diagnóstico de falso positivo de câncer de mama. Nos exames de imagem, tudo indicava que era um câncer, fiz biópsia e, após dez dias de angústia e medo, um tratamento espiritual e muita fé, tivemos o resultado negativo para a doença. Obviamente, também me lembrei de coisas positivas que vivi, como o meu despertar para o empreendedorismo digital com propósito que também nasceu em 2016. A partir daquele ano, vivi novas jornadas.

Escrevo há anos em revistas, blogs e já sou coautora de outros livros, porém *Guerreiras dizem sim para si mesmas* é a concretização da transição da Inocente para a Protagonista que deseja pertencer a um grupo importante perante os meus valores de vida: o grupo das escritoras e escritores. Este livro é, além de um grande sonho, um passo para uma nova carreira, pois, aos 43 anos, decidi me reposicionar profissionalmente e ser muito mais presente nas plataformas digitais. É assim, olhando para minhas sombras, honrando meu passado, reconhecendo minhas conquistas que, ao olhar para a frente, visualizo uma mulher mais forte, mais saudável, escrevendo mais e melhor para você que se conecta comigo. Em 2016, esse não era meu mundo comum, era talvez meu mundo ideal, mas hoje eu quero e posso mais.

Porém, e se eu não tivesse cuidado mais de mim, e se eu não tivesse respeitado os sinais do meu corpo? E se eu não tivesse estudado marketing digital, e se eu não tivesse aceitado minhas limitações e não tivesse pedido ajuda?

Qual engrenagem da vida destravaremos nesta etapa da jornada para despertar nossa guerreira interior? Nesta fase, a engrenagem da saúde e da disposição física é fundamental, afinal, olhar para nosso corpo é o passo que antecede o início da nossa jornada. Como mulheres adultas e responsáveis, queremos liberdade e, para isso, precisamos estar prontas para o que vem pela frente.

Uma guerreira fortalece corpo, mente e coração para ter mais resistência, sobretudo porque, para enfrentarmos a vida, precisamos ser resistentes.

Arquétipo: INOCENTE

Força de ativação: VISÃO

Engrenagem da Roda da Vida: CORPO FÍSICO (SAÚDE E BEM-ESTAR)

AÇÕES SUGERIDAS:

Agora eu a convido para entrar em um momento de reflexão para definir uma ou mais ações que, a partir de hoje, você fará para se sentir verdadeiramente pronta para sair da zona de estagnação. É hora de ativar a engrenagem Física da Roda da Vida. Olhe as atividades a seguir, leia-as com atenção e escolha a que fará você se sentir mais livre e pronta para continuar sua jornada.

○ Tomar mais água e fazer escolhas mais saudáveis na alimentação.

○ Dormir mais e melhor ou criar um ritual do sono (chazinho, oração) em busca de um sono reparador.

○ Alongar-se. Fazer ioga, dançar, mexer-se. Caminhar vinte minutos por dia ao ar livre.

○ Marcar seu check-up anual. Ir ao dentista. Ouvir uma nutricionista.

○ Mudar seu estilo de se vestir. Arrumar-se mais. Fazer escolhas mais elegantes (lembre-se de que aqui estamos abandonando o arquétipo da inocente e aceitando a vida adulta).

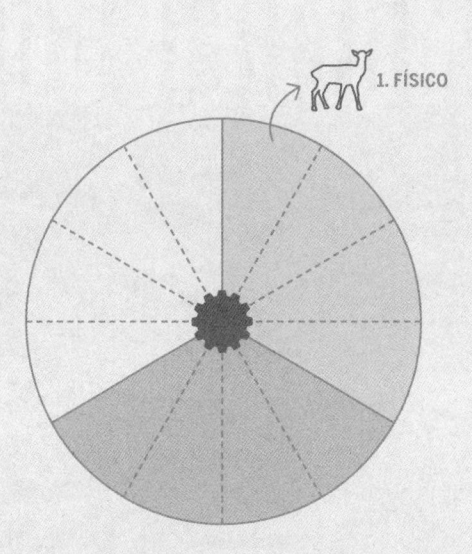

1. FÍSICO

Capítulo IV

A COMPETÊNCIA DA MULHER COMUM

Todo chamado para a aventura é como um bilhete para uma jornada ou um carimbo para ingressar em um mundo novo e desconhecido. Então como imaginar se jogar nessa viagem sem estar pronta? Qual bagagem precisará levar? Ao fazer essa associação, fica cada vez mais claro que o que importa são as competências emocionais que construímos a cada ano e que a cada jornada se tornam menos pesadas para carregarmos. Elas também se tornam cada vez mais fundamentais até entrarmos na zona de aprendizagem e crescimento. Quando o chamado acontece, fica determinado que a inocente precisa crescer e se tornar uma mulher.

Laura decidiu acompanhar uma amiga em um evento motivacional em pleno dia 7 de março de 2020, uma semana antes das medidas restritivas causadas pela pandemia de covid-19. Naquele sábado, ninguém ainda tinha a mínima noção do que enfrentaríamos nos meses seguintes: foi mais do que um evento de impacto, foi um divisor de águas. Laura é uma ex-bancária, colecionadora de histórias, que sofreu de síndrome do pânico, mulher de enfrentamentos diários como todas nós e mãe de uma criança pequena. Para ela, ter ido ao evento nesse dia foi o que determinou uma série de mudanças em sua vida. Ao me lembrar dessa história, pedi que ela me enviasse o texto em que me contou como era antes da nossa jornada juntas.

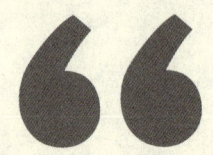

Impossível não falar o clichê que todos os dias são nossos... isso é um fato. Mas hoje é dia de comemorar! E muito. Vim de uma família de mulheres trabalhadoras e com 17 anos comecei minha jornada em uma instituição bancária para poder pagar minha faculdade. Tive a sorte de sempre trabalhar em locais incríveis e com pessoas que sempre me incentivaram a crescer. Mas o despertar para o crescer veio no ano passado, quando tive a honra de passar um dia ao lado da Chai Carioni, a quem sou muito grata e falo sempre isso a ela. Eu CRESCI! E tenho muito orgulho da mãe, mulher e profissional que me tornei. Hoje deixo aqui minha gratidão a todas as mulheres que passaram pela minha vida e que diariamente me mostram o quanto somos fortes!"

Crescer é a ação dessa mulher que ouviu o chamado para mudar, para fazer acontecer e que precisou abandonar a sua versão inocente, aprendendo a sempre honrar pessoas e experiências que viveu até aqui.

Nesta etapa da jornada, o encontro é com a Mulher Comum que somos; aquela criança deixa de ser inocente e se torna adulta. É nessa fase que se busca fazer parte de um grupo, de pertencer a algo. Por isso a Mulher Comum passa a ser, também, a trabalhadora comum, do tipo que se sente confortável no uniforme da firma e confortável em estar na mesma posição que os outros. Essa mulher ainda não se enxerga rompendo com as amarras do mundo comum, por meio de suas competências e habilidades, para romper horizontes e alçar voos ainda mais altos.

Tudo é uma construção, tudo tem seu tempo e seu desenvolvimento. Quando Laura me enviou uma mensagem dizendo que participaria de uma palestra internacional para falar de seu trabalho como empreendedora, ela reconheceu que suas competências a tornaram uma adulta crescida e disposta a conquistar destaque entre os demais.

A Mulher Comum também é a versão daquela que rompe com o passado e segue o seu caminho. Muitas vezes é incompreendida, até mesmo porque ainda não aprendeu a vender suas ideias ou a se comunicar como uma vencedora. Isso acontece porque ela ainda não se sente vitoriosa e, mesmo que estejamos na etapa inicial da busca de nossos objetivos, precisamos aprender a celebrar cada conquista.

A Mulher Comum enfrenta a sombra da autossabotagem ao ouvir a voz interior que fala "não tive as mesmas oportunidades do que a *fulana*". Ao combater as vozes da insegurança, ela abre espaço para mostrar virtudes que admira e, dessa forma, segue em um movimento próprio.

Segundo Daniel Goleman,[13] 13% das pessoas fracassam em seus projetos por falta do Quociente Intelectual (Q.I.) e 87% das pessoas fracassam em seus projetos por falta de desenvolverem o Quociente Emocional (Q.E.), considerando que Q.I. e inteligência emocional não

---

[13] GOLEMAN, D. **Inteligência emocional**: a teoria revolucionária que redefine o que é ser inteligente: Rio de Janeiro: Objetiva, 1996.

são capacidades que se opõem. Se, ao recebermos o chamado para uma aventura não ativarmos a força emocional e as nossas competências, poderemos ter fracassos ao seguirmos por esse caminho. Esses percalços podem surgir ao entrarmos em um mundo desconhecido de nossos projetos pessoais e profissionais. Eles podem ter iniciado em um insight em uma palestra, como foi com a Laura, ou o estopim pode ter sido uma mudança externa incontrolável, não importa; é por isso que precisamos ter esses dois quocientes o mais alinhados possível.

As mulheres de alto Q.I. possuem esperada confiança intelectual, são fluentes ao comunicar seu saber, apesar de tenderem a introspecção na forma de expressão social. As mulheres inteligentes emocionalmente percebem mais sentido na vida, possuem uma esperada autoconfiança a ponto de expressar suas ideias de maneira mais direta, tendendo a ter um comportamento mais comunicativo.

Como encontrar, então, o equilíbrio entre o intelectual e o emocional? A resposta está em cuidar do desenvolvimento humano, começando por tudo o que ative nossa força de COMPETÊNCIA. Na prática, podemos representar o desenvolvimento de competências por meio de três pilares: conhecimento, habilidade e atitude, também conhecido como CHA.

Para assumir o papel de Guerreira e seguir na jornada da protagonista, é preciso interagir com a energia, o potencial de ação, a faísca que incendiará uma ideia ou um movimento. Para isso, precisamos encontrar essas forças em uma viagem interior, resgatando nossos pontos fortes para que possamos desenhar novas possibilidades.

As reflexões que farão você transformar o arquétipo de Mulher Comum para viver o papel da Guerreira passam por olhar os eixos da força da competência.

CONHECIMENTO:

O que eu sei fazer que poderia ser ensinado a outras pessoas?

_____

_____

_____

Onde eu busco o meu conhecimento?

_____

_____

_____

Como você alimenta o seu conhecimento? Coloque uma nota de 1 a 5 nos itens abaixo, sendo 1 onde menos você busca conhecimento e 5 onde mais busca conhecimento. Não estamos avaliando em quais dos itens o conhecimento tem mais valor, e sim de que forma ele é mais acessado hoje por você. Uma vez que o conhecimento está cada vez mais disponível em diferentes formatos de acesso, é importante você tomar consciência do que funciona melhor na sua rotina atual. Auto-conhecimento é olhar o seu jeito de fazer acontecer:

○ Livros, artigos, jornais, revistas
○ Pesquisa livre na internet
○ Cursos e eventos (inclusive on-line)
○ Consultas com mentores e especialistas
○ Instituições educacionais tradicionais

É importante lembrar que cada vez mais o conhecimento se torna acessível e democrático. Em um clique, acessamos conteúdo de diferentes áreas de diferentes fontes de diferentes versões. Há poucos anos, eu mesma vivi uma realidade completamente diferente relacionada ao acesso pelo saber. Em 1985, quando eu tinha 13 anos, precisava passar horas em uma biblioteca pesquisando em diferentes livros impressos assuntos ilimitados em fontes limitadas. O conhecimento está cada vez mais disponível e acessível, o que significa que temos mais ferramentas para nos transformarmos nas guerreiras que nascemos para ser.

HABILIDADE

**O que você faz com tanta facilidade
que nem percebe como um ponto forte?**

**Quando foi a última vez que você se sentiu
em total conexão com o que estava fazendo
a ponto de perder a noção do tempo?**

> ### O que era que você estava fazendo?
>
> --
>
> --
>
> --
>
> --

Habilidade é diferente de talento; talento é uma aptidão natural que você tem e muitas vezes nem usa por não o perceber ou por não o valorizar e potencializar. Já em relação à habilidade, você pode nem ter facilidade com a atividade e adquirir com a experiência. O que se traduz em treino, tentativa, ajustes, prática, aprendizado e melhoria contínua.

A habilidade mais comum que vejo nesses anos todos atendendo mulheres que nasceram para gerar impacto no mundo e que ainda não haviam ouvido o chamado para a jornada foi a habilidade de falar em público, o qual considero como um grito de guerra para a Guerreira que quer "colocar a cara no sol".

Quando falo de colocar a "cara no sol", é como se você abrisse a câmera do seu celular, olhasse bem no olho da *persona* que está do outro lado e falasse somente com ela, com a intenção de mandar uma mensagem especial para alguém especial. Não será na primeira live, no primeiro Snapchat, no primeiro Stories e nem mesmo na primeira vez que fizer sua apresentação que se sentirá satisfeita com o resultado. Também não será com o passar do tempo se você não usar esse tempo tentando, fazendo e evoluindo. O tempo não melhora nada se você permanecer parada nele.

Habilidade não tem nada a ver com tempo, e sim com ação.

ATITUDE

O que você tem vontade de fazer que ainda não fez?

O mundo está cheio de mulheres com atitude,
com vontade, com brilho nos olhos e com visão.

O sucesso está no equilíbrio e, neste caso, está na competência. Competência é a dança destas três palavras mágicas: conhecimento, habilidade e atitude. Crescer e querer dominar tudo e não dominar nada poderá ser uma armadilha que terá de ser combatida com a "estratégia de ataque". Essa estratégia funciona ao ativarmos nossas forças e usarmos cada uma delas na hora certa, pois, se você não domina a montanha, vai trabalhar de graça para quem está no topo. Ser uma estrategista permitirá que o desenvolvimento de competências seja uma prática, assim como ter a visão do todo minimizará o imediatismo trazendo luz para uma comunicação mais assertiva.

A mulher comum precisa se sentir autoconfiante e elevar sua autoestima para se destacar frente ao grupo a que pertence. Atingir um próximo nível em alguma área da vida exige mais do que competências técnicas, exige competências emocionais. E inteligência emocional é a capacidade de reconhecer sentimentos, gerir emoções e interagir com outros seres humanos.[14]

Importante considerarmos que competências emocionais são muitas e alguns exemplos dessa força de que precisamos ativar nesse início de jornada incluem a autoconsciência emocional, a adaptabilidade, a empatia e a positividade.

- **Autoconsciência emocional para elevar a energia e o potencial de ação para aumentar a performance ou o resultado. Quando temos mais energia e melhores resultados, criamos um ciclo virtuoso de autoconfiança.**

- **A adaptabilidade se trata de testar. É uma habilidade que fala sobre mudar conforme a situação, o ambiente, o momento e as condições. O que mais é estático? Se você ainda age como uma estátua e não se adapta ao novo, minha sugestão é que reflita sobre a causa disso. Afinal a competência (conhecimento, habilidade e atitude) precisa ser premissa na sua vida a partir de agora.**

- **Empatia engloba esperar, ouvir, acolher, respeitar (o tempo do outro inclusive). Essa competência está relacionada com a consciência social, com nossos relacionamentos interpessoais. É aqui que a Mulher Comum**

---

[14] GOLEMAN, D. **Inteligência emocional**: a teoria revolucionária que redefine o que é ser inteligente. Rio de Janeiro: Objetiva, 1996.

corre o risco de ficar presa na competência da empatia como uma armadilha do pertencimento. Quando, na verdade, precisa avançar sem atropelar ninguém. Saber dizer *sim* para si mesma é saber dizer *sim* para o outro, sem querer carregá-lo junto.

- Positividade é ter um olhar mais otimista na vida. Pessoas que olham ao redor com otimismo conseguem resolver problemas com mais leveza, pois elas experimentam e expressam emoções positivas com generosidade. Tomar decisões é uma tarefa da vida adulta, e é preciso escolher se você segue ou volta. Escolher acreditar na mudança positiva é uma estratégia que funciona há anos na minha vida. Os gurus do empreendedorismo falam que sonhar grande ou sonhar pequeno dá o mesmo trabalho, e eu parafraseio assim: acreditar positivo e fazer acontecer ou fazer acontecer com pessimismo dá o mesmo trabalho, só que a positividade abre portas e o universo vibra na mesma frequência que você. Você é o próprio universo.

Escolha seguir em frente. Assim convidará mais pessoas para irem com você.

> Arquétipo: MULHER COMUM
> Força de ativação: COMPETÊNCIA
> Engrenagem da Roda da Vida: EMOCIONAL

AÇÕES SUGERIDAS:

Agora defina uma ação que você colocará em prática a partir de hoje para desenvolver sua força emocional e se sentir verdadeiramente pronta para o chamado. Escreva as ações que acredita que farão essa engrenagem se movimentar.

◯ Listar seus pontos fortes e escolher o que potencializará a partir de agora.

◯ Aprender a meditar, silenciar, respirar.

◯ Eliminar coisas pendentes que consomem emocionalmente, como bagunça ou dívidas.

◯ Ter mais presença com pessoas que ama e admira, lutando contra a culpa e o medo.

◯ Entender que aprender a dizer não tem mais a ver com aprender a dizer sim para si mesma.

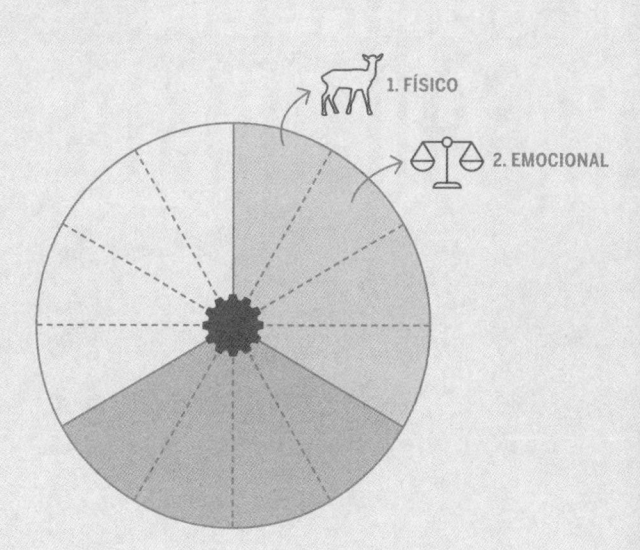

1. FÍSICO

2. EMOCIONAL

Capítulo V

A CORAGEM DA GUERREIRA

A demora ou a recusa para entender o chamado é o sinal que a protagonista dá para dizer que tem medo e, geralmente, é aqui que ela entra em uma crise existencial. Quando a crise existencial começa, a vontade de desistir cresce. Ainda dá tempo, afinal, nada foi declarado, assinado ou definido. Apenas recebemos o chamado para o novo, apenas descobrimos que existe um mundo diferente ali, bem pertinho, ao nosso alcance e, ao mesmo tempo, tão distante. Recusar o chamado é parte do processo, assim como ter dificuldade para reconhecer nossos talentos e, principalmente, a nossa força.

A guerreira que sou escolheu viver com equilíbrio, mas com movimento. Essa escolha revela um estilo de vida que é a minha visão de mundo somada à minha perspectiva em relação à vida, ou seja, como vejo o mundo e como vejo a mim mesma. Ela engloba sentir e agir, sempre com a convergência entre a visão interna e a visão externa.

A mudança ou "aceitar o chamado" para aventurar-se se trata da coragem de tomar a decisão de viver um novo estilo de vida ou até mesmo da coragem de viver o estilo de vida que você escolheu, mas ainda não tem a força para cumprir o combinado consigo. Quantas vezes escolhi (e comuniquei) que viveria um estilo de vida desacelerado e ao mesmo tempo produtivo e, quando o coloquei em prática, vi que estava na correria, angustiada por deixar pendências e culpada por não estar onde gostaria de estar? Mas uma guerreira não nega o chamado, ela ativa a força da coragem.

A coragem para decidir o que fazer é importante, porém sermos vigilantes com nossas decisões é o que fará a diferença. Se entrarmos no automático será muito mais fácil nos rendermos a velhos padrões comportamentais como a autossabotagem, a procrastinação, a preguiça e as desculpas em vez de assumirmos o nosso protagonismo, em vez de dizermos sim para nós mesmas e agirmos com mais consciência.

Em 2021, depois de viver um 2020 acelerada, em um ritmo insano de trabalho, com muitas incertezas, novos projetos e no meio de todo o caos da pandemia, decidimos, eu e meu marido, *partner* e sócio, que faríamos algo novo. Foi então que, como um recomeço, assumi o desafio de escrever este livro. Fechamos parceria com um novo sócio para nos lançarmos com mais profissionalismo no mercado digital como infoprodutores. Queríamos escalar o negócio desde 2019, mas querer nem sempre é poder. Sempre tivemos cursos on-line, faço grupos de mentorias desde 2016, porém, mesmo assim, o digital sempre esteve em segundo plano.

No entanto, em 2020, decidi, em uma noite qualquer, que gravaria um pequeno curso para ajudar pessoas a enfrentar o "novo normal" do qual estavam falando, a tal necessidade de se reinventar rapidamente.

Então fiz aulas temáticas diferentes, abordando, por exemplo, Gestão à Distância, Competências do Futuro e outros temas relacionados à liderança e ao desenvolvimento profissional. Como sou uma mulher executora, ao compreender a demanda, fui lá e criei a oportunidade.

Falei com Augusto, meu marido, e, após um breve esboço, fiz o roteiro e cadastrei em uma plataforma de cursos on-line. Com a estrutura pronta, comecei a gravar o curso. Montamos luz, câmera e, em apenas dois sábados, gravei todas as aulas em nosso escritório.

Augusto, perfeccionista, não gostou do áudio das gravações, achou que tinha barulho e ruídos (tinha mesmo, pois na minha rua passam muitas motos). Então ele comprou novos equipamentos e blindou a nossa sala com vidros acústicos. E assim nasceu o Líder 4.0, um curso supercompleto e sem grandes pretensões que já ajudou pessoas no mundo todo a desenvolver competências e a destravar o medo de crescer.

Em fevereiro de 2021, quando nosso sócio chegou trazendo estrutura e inovação tecnológica, ele fez duas coisas: a primeira foi repaginar o Líder 4.0 e a segunda foi aplicar estratégias de tráfego pago para aumentar as vendas.

Eu, muito executora, perguntei o que eu deveria fazer, e ele prontamente respondeu: "Grave mais umas aulas e faça lives semanais no Instagram. Duas vezes por semana é o suficiente". Ele completou explicando que estávamos apenas testando o público (a tal da *persona*), a oferta e analisando os indicadores (números). Imediatamente gravei mais quinze aulas em três dias e iniciei as lives às 8h30 da manhã, às segundas e às quartas-feiras, no meu Instagram. Fiz um roteiro básico e não criei muitas expectativas.

Agora, por que decidi fazer as lives às 8h30 da manhã e não às 8h30 da noite como todo mundo fazia e até como nosso sócio havia sugerido?

Porque eu conheço Érika e Ju, *personas* que estão comigo desde o início dessa jornada. Elas gostam de acordar cedo, organizam seu dia e, por isso, estão livres para estarem conectadas comigo enquanto se arrumam para trabalhar ou enquanto estão no trânsito. Consequentemente, entendi que, à noite, elas estariam em casa cumprindo as funções da sua segunda ou terceira jornada. À noite, elas focam os relacionamentos, a família e os amigos.

Às vezes, recusar o chamado pode ser ativar a coragem para seguir por um caminho no qual você não tem muita confiança ou certeza. Porém, mesmo assim, você acredita que é a hora de fazer acontecer, especialmente porque acredita na visão que você mesma teve ao desejar um novo estilo de vida, um novo propósito, uma nova direção.

Eu brinco que a guerreira precisa se vestir para a batalha. Nesse caso, minha armadura de guerreira era a minha produção de conteúdo. Por isso, quando nosso sócio chegou com suas estratégias, vesti meu escudo, assumi a guerreira que sou e fui para a frente das câmeras fazer o que sei e tenho certeza de que você pode fazer o mesmo.

Em uma dessas manhãs, talvez em uma das minhas primeiras lives, Deus mandou um sinal para a Cristina, como ela dissera para mim em outra oportunidade. Cristina é uma mulher solteira, com 43 anos, viajada e batalhadora. Após ter perdido sua casa para uma dívida de família, encontrava-se em um isolamento profundo, entrando em depressão e desejando loucamente viver uma mudança significativa. Foi quando ela recebeu um post patrocinado no domingo à noite para participar de uma live na segunda-feira de manhã com o tema **Coragem para dizer sim para si mesma**.

Cristina assistiu à live. E o conteúdo falou com ela. A frase *"Aprenda a apreciar a jornada: não será fácil; pode ser leve, pode*

Uma guerreira não nega o chamado, ela ativa a **FORÇA DA CORAGEM.**

ser especial, pode ser a melhor parte" ficou marcada em sua mente. Então comprou meu curso Líder 4.0. O sinal de Deus foi o marketing bem-feito, um post patrocinado, porém comprar o curso foi uma consequência. Conectar-se com o propósito era o que ela precisava para aceitar o chamado.

Nesse dia, ainda, fiz uma breve pesquisa durante a aula e pedi que as guerreiras que estavam ao vivo deixassem um depoimento público sobre o que elas entendiam como coragem.

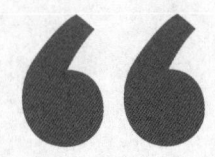
Coragem não é ativada com resultados positivos. Às vezes a gente fica esperando por apoio, por elogios, por feedbacks positivos para continuar com nossos projetos. Mas isso é necessidade de aprovação. Ninguém vai aprovar o que não conhece. Nessa live eu percebi que posso levar a minha mensagem para muito mais pessoas se eu simplesmente não desistir, se eu tiver a coragem de agir e seguir com o que eu já planejei. Acho que o meu maior erro até agora foi não ter tido a coragem de ir além. Eu ensino muitas pessoas a construir seus negócios, mas sempre fico nos bastidores. Agora, depois desse chacoalhão, eu me sinto mais corajosa para me expor e fazer o que tem que ser feito. Se esse for o caso de mais alguma mulher aqui, sinta-se abraçada. Já fomos aprovados por Deus antes mesmo de nascer, não precisamos nos prender em medo de julgamento. 'Bora' avançar nos nossos projetos com muita coragem!" Cristina

Uma guerreira não nega o chamado que vem de dentro do coração. Por isso, Cristina seguiu em frente, e eu fui escolhida como sua mentora.

A cada etapa da jornada da protagonista, ela comentava as mudanças que estavam acontecendo e eu estava muito animada com tudo aquilo. Ali, ela não imaginava que era uma das primeiras guerreiras recrutadas para a transformação da jornada da protagonista.

Em quatro meses, ela atingiu muitos objetivos. Presente em todas as lives, compartilhou comigo o primeiro vídeo que produziu, criou um site para divulgar e vender seus produtos, se tornou líder de si mesma e de seu projeto. Segui acompanhando-a de longe pela internet, até que, um dia, nós nos conhecemos pessoalmente. Ela descobriu onde era meu escritório, porque eu comprei um produto de sua loja on-line. Encontramo-nos, tomamos um chá, rimos, quase choramos e ela me agradeceu. Agradeci ainda mais, pois vi que ela estava pronta. Guerreiras conhecem umas às outras: a guerreira que sou reconhece a guerreira que você é. Coragem é ouvir a voz que vem do coração e entrar em ação. É a capacidade de agir apesar do medo.[15] Coragem não significa a ausência do medo, mas agir apesar dele.

Mas como deixar a nossa guerreira interior forte? Desenvolvendo sua autoconfiança e sua autoestima. Um dos superpoderes da guerreira é a produtividade, pois, ao sentirmos que conseguimos gerir os nossos recursos – administrar o tempo, por exemplo –, fortalecemos a mente para que ela não nos traia com desculpas, demandas urgentes, distrações e ladrões de tempo. Isso acaba promovendo uma oportunidade real para dedicarmos tempo e energia ao que é realmente importante. Temos medo de não dar conta, temos medo

[15] MARINS, L. Nada nos humilha mais do que a coragem alheia. **SETCESP**, 28 maio 2021. Disponível em: https://setcesp.org.br/noticias/nada-nos-humilha-mais-do-que-a-coragem-alheia/. Acesso em: 28 set. 2021.

Guerreiras conhecem umas às outras: a guerreira que sou reconhece

A GUERREIRA QUE VOCÊ É.

de perder e por isso recusamos o chamado para começar algo que mudará nosso jogo.

Precisamos compreender que o autoconhecimento e a autoestima são os segredos do sucesso. Você aceita crescer? Receber um feedback sincero? Receber o chamado, mudar e entrar em movimento? Um dos pontos fracos da guerreira é que ela teme a competitividade, pois só encara desafios para ganhar e, nesse momento, ela nega o chamado, já que ainda não se sente forte o suficiente para enfrentar com todas as suas armas os desafios da jornada.

Para que você viva essa trajetória com paz ao assumir a gestão da sua vida, vou propor um exercício simples que lhe permitirá descarregar tudo o que está pesando na sua mente, como tarefas e demandas. Organize a bagunça criativa antes de se jogar em um projeto. Mais que coragem, quero ativar em você a paz e a liberdade para dizer sim para o que realmente importa.

Acredito na metodologia criada por meio de pesquisas e testes e que teoria e prática andam juntas. Por sermos diferentes em nossa identidade humana, nossas realidades são diversas, nosso cronotipo não é mesmo, logo nossa produtividade também não será igual. Isso tudo não é uma fórmula pronta, é algo que a leva a entender quem você é, o que deseja, como se organiza para agir. Somente dessa maneira você sentirá que é líder de si mesma, logo será a gestora do próprio tempo.

Leia a lista a seguir e escreva tudo o que está na sua cabeça, como "coisas a fazer" que podem ser transformadas em uma ação; por exemplo, "organizar os arquivos do meu computador".

Coisas a fazer que farão muita diferença nos meus resultados:

Coisas a fazer para deixar minha casa organizada:

Coisas a fazer no trabalho:

Coisas a fazer para que eu me sinta mais forte

(física, emocional e mentalmente):

Coisas que descobri que não quero mais fazer:

Coisas que decidi que não preciso mais fazer:

Coisas a fazer que estão pendentes há mais de um ano:

Coisas a fazer que me darão paz
(desde coisas simples até algo muito importante):

Agora que descarregou tudo o que estava na sua mente, convido você a fazer essa atividade de tempos em tempos. Eu mesma, todos os domingos, escrevo no meu bloco de notas tudo o que quero e preciso fazer nos próximos dias.

Um segundo passo que a ajudará nessa organização, que tem relação direta com a produtividade, é ter uma ferramenta de organização que funcione para você. Deixo aqui um modelo de *planner* semanal para que você olhe para a lista anterior e tente distribuir um pouco das suas "coisas a fazer" ao longo dos dias.

Mês:

○ SEGUNDA	○ TERÇA	○ QUARTA	○ QUINTA
-----------	-----------	-----------	-----------
-----------	-----------	-----------	-----------
-----------	-----------	-----------	-----------
-----------	-----------	-----------	-----------

○ SEXTA	○ SÁBADO	○ DOMINGO	MINHAS METAS
-----------	-----------	-----------	-----------
-----------	-----------	-----------	-----------
-----------	-----------	-----------	-----------
-----------	-----------	-----------	-----------

Ter agenda e lista de tarefas não garantirá que você faça uma gestão mais eficiente do seu tempo. Assim como ter planilha de despesas e receitas não garantem que você terá uma boa organização financeira. Você pode usar as ferramentas, porque existem cada vez mais maneiras de otimizarmos nossos processos, porém precisa querer desenvolver e, quem sabe, até mudar a sua forma de fazer. Quem sabe até mesmo mudar o seu jeito de pensar em como fazer as coisas: é tudo mentalidade, e consciência de que estamos aqui evoluindo.

> **Arquétipo: GUERREIRA**
> **Força de ativação: CORAGEM**
> **Engrenagem da Roda da Vida: MENTAL**

AÇÕES SUGERIDAS:

Agora defina uma ação que você colocará em prática a partir de hoje para cuidar da sua mentalidade e que a ajudará a lidar com os problemas do dia a dia.

◯ Tenha um tempo para você. Já pensou em marcar uma reunião semanal consigo mesma?

◯ Use uma ferramenta de produtividade: Google Agenda, Trello, Asana etc.

◯ Aprenda algo novo que faça sua cabeça pensar diferente.

◯ Desenvolva atividades relacionadas ao autoconhecimento.

◯ Exercite a paciência.

◯ Seja empática; pare de querer mudar os outros, pare de dizer "pelo menos", pare de afirmar "eu também já fiz isso".

◯ Acredite naquilo que você ainda não pode ver, apenas sentir. Estar consciente potencializa sua intuição.

◯ Respeite seus limites; perceber a hora de pedir ajuda, de aceitar que não dá conta de tudo sozinha é fundamental.

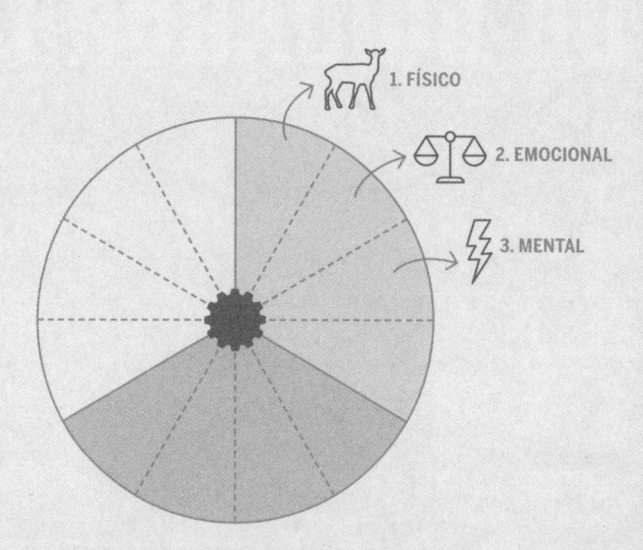

1. FÍSICO
2. EMOCIONAL
3. MENTAL

Capítulo VI

A ABUNDÂNCIA DA CUIDADORA

O gatilho do pertencimento e o impacto da opinião dos outros que vivemos enquanto ainda nos encontramos no mundo comum determinam o arquétipo da Cuidadora, primeiro pela capacidade de juntar-se aos outros, segundo pelo desejo de ser aceita.

Nesta fase, o grande desafio é ajudar a manter a Guerreira que existe em cada uma de nós, respeitando a nossa própria verdade, vencendo a sombra do medo, da escassez, e libertando a mentalidade para o sucesso e para a abundância.

Aprender a lidar com o nosso poder pessoal será fundamental para não fugirmos de responsabilidades, pois nosso autossabotador aparece quando nos sentimos dependentes dos outros.

Assim como a energia é o combustível para iniciarmos a jornada da protagonista, as nossas crenças são a força que confere velocidade para aplicarmos nas engrenagens da Roda da Vida. São as nossas crenças que estão enraizadas no nosso inconsciente, as nossas verdades, tudo em que acreditamos e confiamos que gerarão movimento na nossa jornada. As nossas crenças e verdades são o que levamos para a vida e, quando acreditamos que elas são absolutas, podemos ser limitados ou impulsionados a mudar e a agir.

Crenças são construídas por repetição ou associação. Muitas vezes, são criadas por meio do medo ou de fantasias e passadas de geração em geração. Quando a mulher guerreira chega na etapa da jornada de superação do medo, vemos ali a última chance que ela tem de avançar. Aqui, a coragem da guerreira e o apoio dos aliados devem ser reforçados para que, mesmo com crenças inconscientes e limitantes que afetam o exercício da nossa liberdade, sigamos em busca de crescimento em todas as áreas da vida.

Exemplos de crenças comuns:

"Dinheiro é sujo."

"Pessoas mais espiritualizadas são humildes financeiramente."

"Para ter estabilidade, você precisa de um bom emprego."

"Homem é tudo igual."

"Não sou boa o suficiente."

Para fazer acontecer e alcançar nossos objetivos, precisamos acreditar em todos os níveis do nosso ser: físico, emocional, mental e espiritual. É necessário alimentar a crença e assumir como verdade absoluta que vou conseguir chegar lá e, claro, fazer acontecer. As crenças que chamamos de limitantes atrasam nossas realizações, assim como as crenças positivas têm o poder de acelerar o processo.

Como estou trazendo a crença como a velocidade necessária para gerar movimento na Roda da Vida, digo que talvez essa seja uma das principais razões para que alguém procure o auxílio de um mentor. Receber atalhos, colocar tração, mostrar o mapa do caminho e direcionar para que o sucesso não seja mais adiado é acelerar o processo e fortalecer a crença de que podemos fazer. Em diferentes momentos da minha vida, tive o tal do "encontro com o mentor".

O ENCONTRO COM O MENTOR

Na minha carreira como bancária, me inspirei e muito aprendi com vários deles; Marcia, Andressa, Luciane, Fabiane, Rogério, Silvio e Rafael são só alguns dos mentores que cruzaram o meu caminho. Quando eles me perguntavam como eu lidava com tantas mudanças de hierarquia ao longo da minha carreira, eu respondia que, quanto mais pessoas importantes me conhecessem, melhor seria para mim. Aqui eu já tinha, mesmo sem saber, conhecimento.

Minha última mentora escreveu um livro que fala da jornada do herói,[16] um livro repleto de perguntas e reflexões interessantes para cada uma das etapas dessa jornada. Patricia Calazans é uma mulher prestativa e abundante em conhecimento. Ela entrou em minha vida como uma Maga para transformar minhas crenças em forças, para me dar luz mostrando minhas sombras. Não poderia falar dela como falo das minhas Érikas e Jus, afinal, eu fui a mentorada, então ela sabe muito mais sobre mim do que eu sobre ela. Agora, o que posso afirmar é que, como muitas outras mulheres com o arquétipo de Cuidadora, ela é uma ótima ouvinte e, por isso, foi fundamental quando decidi escrever sobre

---

[16] CALAZANS, P. **A jornada dos heróis**: 50 exercícios para construir histórias e narrativas inspiradoras. São Paulo: Matrix, 2020.

arquétipos e o processo pelo qual muitas mulheres passam quando decidem sair do mundo comum.

O encontro com o mentor significa a importância de ouvirmos a experiência de quem já passou por algo parecido, de quem já conhece o caminho, de quem consegue nos ver com olhos de confiança. Muitas vezes, não confiamos em nosso potencial, e o mentor está ali, mostrando que precisamos mergulhar em um processo de autoconhecimento. Por não confiarmos totalmente na nossa capacidade, precisamos deles para nos empurrar para cumprir a missão da nossa vida.

AS CUIDADORAS QUE TRANSFORMAM O MUNDO EM UM LUGAR MELHOR

Beta, uma mulher de 30 anos, mãe, filha, irmã, mentora e amiga singular é uma cuidadora nata. Espiritualizada e conectada com o divino de forma única, ela é dona de uma sabedoria que supera o conhecimento de qualquer livro, de qualquer formação ou algo relacionado. É jovem e adora ser assim, mas também abriga um espírito ancião que prefere escutar a falar e, talvez por isso, seja prejulgada ou mal interpretada como se vivesse no mundo da lua. Enquanto todos discutem, falam, discursam, ela já foi e já voltou com sua conclusão, pois tem perspectiva, é visionária e extremamente observadora.

Beta também é o apelido da Roberta, uma das minhas melhores amigas, que sempre acreditou que eu escreveria este livro e, como ninguém, me ajudou a destravar nas horas que eu pensei em desistir. Por dois dias, Roberta também foi o nome da minha irmã Luana quando nasceu, em homenagem ao meu pai, Roberto. E, por fim, Beta também é o apelido da minha mãe, que vem de Betinha, que vem de Elisabete.

Apesar de sempre prezar pela confidencialidade, nesse caso específico, ao falar da Cuidadora que existe em cada uma nós, eu não conseguiria encontrar um nome fictício tão próprio quanto o nome das minhas Betas. Elas são as mulheres mais prestativas e que me inspiraram a escrever sobre abundância e, consequentemente, gratidão.

A Beta descrita aqui é uma grande guerreira, resiliente e extremamente apaixonada por pessoas. Ela reconhece que sua missão neste planeta é maior do que ela, e sob o seu semblante de paz e amorosidade se esconde uma fábrica de ideias, sonhos, força e poder. Sabe quando ela mostra seu verdadeiro poder? Quando cuida dos outros, quando se doa.

A crença de que servir é gigante move a Beta para ações sociais e a incentiva a entregar mais, a mostrar seu lado humano ao encontrar alguém que pede sua ajuda; ela é praticamente um anjo. Para minhas Betas, a família é mais do que prioridade, é propósito. Inclusive, saiba que não existe ninguém mais leal do que elas, por isso trago esse traço para falar da Cuidadora.

Certa vez, Beta disse: "Eu sei que posso ajudar muito mais pessoas com o meu conhecimento, só não sei por onde começar". Porém, enquanto isso, continuou ajudando a quem estava por perto, sem esperar nada em troca. Ela está sempre envolvida no dia a dia de suas funções, sabe do seu enorme potencial, mesmo que não aja de modo assertivo. Receber o passo a passo, o direcionamento ou o mapa de sua mentora fez com que ela tivesse mais clareza quanto ao que seria avançar. Isso ajudou Beta a se sentir mais livre para mudar e explorar novos mundos, um mundo no qual ela lidera e impacta mais e mais pessoas. Mas, para chegar a esse ponto, ela teve de aceitar que suas crenças definem a velocidade do movimento.

Essa é a jornada da guerreira e, como boa guerreira cuidadora que você é, digo o seguinte: lute por si mesma como luta pelos outros. Isso mesmo, diga *sim* para o ousado, para o diferente, para o novo, para os testes, para os investimentos em você e nos seus projetos. Diga *sim* para pessoas com energia gregária, diga *sim* para a prosperidade, diga sim para o carinho, diga *sim* para a mudança, diga *sim* para novos hábitos, diga *sim* para velhos sonhos, diga *sim* para VOCÊ!

Eu sempre penso o quanto pessoas do bem, altruístas e com espiritualidade elevada deveriam ser muito prósperas. Imagine o bem que essas pessoas poderiam fazer para as outras. Porém, como uma crença das mais limitantes, ela coloca o financeiro como algo não tão importante na sua vida (e talvez realmente não seja), ela diz que não quer sair do mundo comum porque ela ama estar ali.

A sombra da culpa em ter mais do que os outros, a culpa de saber mais, a culpa de ver além do que os outros veem. Você já imaginou ser valorizada por ser quem é? Você, uma mulher inteligente, comunicativa e empática, profissional competente no que faz, reconhecida como uma verdadeira guerreira que inspira e ainda com liberdade financeira por ser bem remunerada?

É o que você quer? Imagino que sim... é o que todas nós queremos!

Eu me incluo nesse grupo. Sempre busquei em mim a minha melhor versão, o meu instinto de liderança, para aprender a cuidar de mim mesma e de todos os meus interesses, fossem eles pessoais ou profissionais, com muita atenção, cuidado e dedicação. Consegui vencer muitas etapas e hoje ajudo outras mulheres a encontrar a melhor versão de si mesmas, a tirar as ideias do papel para conquistar um lugar de destaque, ganhando muito bem para isso. Afinal, alcançar a sua liberdade financeira é mais do que uma meta; é uma missão que proporcionará impacto positivo em mais pessoas. Esse é o nível mais alto da abundância, que vai muito além do financeiro.

Nessa etapa da jornada, chegando ao fim do primeiro ciclo – o Ciclo da ENERGIA –, vale ressaltar o conceito de que energia é o potencial de ação; portanto, quando sua energia está baixa, significa que seu potencial de ação também está baixo. Quando se vir nessa situação, olhe para dentro de si mesma e tente enxergar o que eleva sua energia.

Acredito que energia é o combustível para ação, que é a força para agirmos. O primeiro ciclo da jornada é composto das quatro fases que colocaram em movimento a Inocente, a Mulher Comum, a Guerreira e agora a Cuidadora. Todas essas mulheres estão conectadas pela mesma energia. A partir do próximo ciclo, que envolve mais cinco etapas diferentes, entraremos no ciclo do movimento. Então preste atenção que, aqui, vivemos o limiar entre ficar e avançar.

Entrar em movimento e continuar a jornada será mais leve e abundante se estivermos com a energia elevada. A mudança e a transformação só acontecem quando estamos em movimento e é a energia que nos concede essa força. Toda guerreira tem como principal meta vencer, avançar e competir consigo mesma para enfrentar medos comuns a todas nós. É assim que nos tornamos melhores.

O autoconhecimento é um dos grandes segredos do sucesso. Precisamos saber tanto do que eleva a nossa energia como do que a rouba; é um ponto estratégico. A coragem é uma das principais forças de uma guerreira, e as guerreiras seguem adiante mesmo quando não têm certeza do que encontrarão pela frente.

A força da abundância é própria do arquétipo da Cuidadora. Ela sabe que tem muito para doar, amar e cuidar. Por isso que, quando aceita o retorno dessa grandiosidade para sua vida, faz as pazes com a prosperidade financeira e entende que, quanto mais tiver, maior será sua entrega e que não há nada de errado em crescer; o universo se expande, as coisas começam a dar mais certo, os nós começam a se desamarrar e ela começa a finalmente aceitar seu poder em diferentes setores da vida. Nesse momento, acontece o que eu chamo de liberdade próspera. A Cuidadora até aqui acreditava que estava tudo bem ser boa profissional e amar o trabalho, mas não ganhar muito dinheiro com isso, já bastava gostar do que faz e especialmente já bastava servir ao outro com sua dedicação.

Até aqui, a Cuidadora aceitava que estava destinada a ser dona de casa e abrir mão da carreira para criar os filhos; eles agradeceriam no futuro, pensava ela. Porém, a prestativa que existe em mim e em você, após essas reflexões e ativar essas energias, entende que podemos ter tudo e mais um pouco. E, por mais que isso soe arrogante em um primeiro momento, entenda que aceitar que você pode tudo e mais um pouco é uma chave libertadora.

> **Arquétipo: PRESTATIVA/CUIDADORA**
> **Força de ativação: ABUNDÂNCIA**
> **Engrenagem da Roda da Vida: PROSPERIDADE**

AÇÕES SUGERIDAS:

Agora defina uma ação que você fará a partir de hoje para ter uma vida abundante com o olhar para a prosperidade, área da vida que lhe permitirá ter mais do que independência e liberdade financeira.

○ Definir uma meta S.M.A.R.T.[17] para a área financeira, visando celebrar a abundância que existe em nós.

○ Identifique o que rouba sua energia (pessoas, distrações, problemas) e peça ajuda a alguém especial, como sua mentora, para criar estratégias para mudar isso.

○ Servir verdadeiramente, sem esperar reconhecimento, dando o seu melhor e aceitando recompensa (inclusive financeira) por isso.

○ Compartilhar mais o meu saber é um ato de abundância.

○ Organizar a vida financeira, assim a desorganização não poderá ser mais uma desculpa para não prosperar.

○ Aprender a valorizar o trabalho e, consequentemente, gerar mais valor para as pessoas que investem nele.

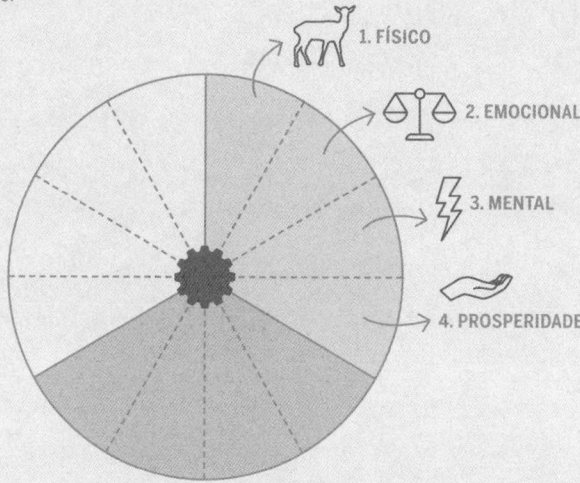

1. FÍSICO
2. EMOCIONAL
3. MENTAL
4. PROSPERIDADE

[17] Método S.M.AR.T é uma ferramenta, sintetizada em um acrônimo, usado para a construção de metas. Nele, a meta precisa ser Específica (**S**pecific), Mensurável (**M**easurable), Atingível (**A**chievable), Relevante (**R**elevant) e Temporal (**T**imely), isto é, uma meta S.M.A.R.T é aquela em que você pensa, se organiza e age para concretizar o seu objetivo. Disponível em: https://www.youtube.com/watch?v=Tv1qFlZrT9M

MOVIMENTO

Capítulo VII

A EXPERIÊNCIA DA REBELDE

No capítulo anterior, o encontro com o mentor nos deu clareza, especialmente porque este tem a sabedoria para, quando temos nossas metas definidas, nos mostrar o mapa para que consigamos traçar estratégias e avaliar qual é o melhor caminho para atender o chamado da nossa vida.

Ao encontrar minha mentora Patricia Calazans, ela me perguntou por que eu estava entrando na mentoria naquele momento (lembrando sempre que vivemos jornadas diferentes em cada momento), e eu respondi que buscava perder o medo do sucesso. Escolhi a minha mentora por ela trabalhar com constelação familiar sistêmica, método que exigiria coragem de minha parte para ser vivido. Patricia, então, me perguntou por que eu ainda não tinha feito a minha, e eu respondi que ainda não estava preparada, e que ela precisaria lidar com a rebelde que vive em mim, pois eu queria muito crescer e entendia que sozinha seria mais difícil.

Ao ler o livro de Patricia,[18] entendi perfeitamente que eu estava pronta para explorar um novo conhecimento, um novo mundo e enfrentar o que ela chama em seu livro de "cruzamento do limiar": a travessia entre querer que aconteça e fazer acontecer. Com esta leitura, reforcei minha crença de que só querer não é poder, é preciso também se comprometer, ter atitude e perseverança para seguir seu chamado.

Enfrentar provas e mergulhar no desconhecido é o mesmo que entrar em uma zona de aprendizagem, que se abrir para o novo e ativar a energia arquetípica da rebelde ou exploradora, a mulher curiosa, estudiosa, que se abre para o mundo externo. É embarcar em uma jornada que pede que façamos mais e, principalmente, que estejamos dispostas a aprender ferramentas para cumprir nossa missão.

Entende agora que nada é por acaso? Não é por acaso que a Rebelde aparece no início do ciclo do **movimento**, o início oficial do processo da transformação, ou ponto de virada, quando começamos a entender os desafios que surgem após termos ativado as forças necessárias para deixar o mundo comum.

Por isso, a partir de agora, convido você a ir além no conhecimento dos arquétipos, pois podemos conectar os três grandes ciclos – energia, movimento e conexão – em tríades. E aqui aparece a primeira conexão que agora é possível delinear: a Inocente cresce e é natural que se torne uma adolescente rebelde e exploradora, que adquire experiências novas e, muitas vezes, comunica que é egoísta, mostrando suas intenções, urgências e desejo de mudar o mundo. Isso acontece porque nessa fase do seu desenvolvimento ela prefere estar sozinha e

[18] CALAZANS, P. **A jornada dos heróis:** 50 exercícios para construir histórias e narrativas inspiradoras. São Paulo: Matrix, 2020.

ter mais liberdade para absorver tudo o que for possível, concentrando-se em si mesma, respeitando o próprio tempo e querendo que o respeitem também.

Como eu escrevi que seria uma tríade, após crescer, compreender seu propósito e organizar suas energias, a adolescente evolui para o arquétipo da Sábia, a mulher inteligente e astuta, como veremos adiante. Em resumo, temos uma transformação em fases: Inocente => Rebelde => Sábia, que mostra o encontro de uma mesma energia em movimento ao longo da jornada.

Helena é a personificação do arquétipo da rebelde. Ela, quando iniciou a mentoria comigo em 2018, chegou muito inocente, mas libertou sua Cuidadora, deixou de ter medo do abandono, despiu-se de toda insegurança que inconscientemente era usada para esconder a mulher poderosa que sempre foi. Cuidar da própria saúde, assumir um novo corpo e trocar de visual (cortou bem curto o cabelo, o que a deixou mais segura) fez com que ela comunicasse, silenciosamente, o quanto estava crescendo. Ao quebrar padrões, ela libertou a sua rebelde e agora estava pronta para explorar novos conhecimentos e viver novas experiências.

Érika, uma das personagens que você conheceu, representada por Helena nesta história, já é, em especial, uma grande sábia por causa de tanto conhecimento que detém. Ela, porém, ainda não superou o medo de se expor e de mostrar ao mundo tudo o que sabe. Por estarmos sempre juntas, afinal sou a mentora, e ela, uma exploradora do saber, percebo o potencial de evolução existente e a força para concretizar sua missão, mas sei também que, quando todas essas adversidades ficarem para trás, será o início de todo o movimento de impacto que ela poderá causar.

O que Helena percebe, e isso é positivo no processo, é que a Síndrome da Impostora já não é tão presente na sua vida. Geralmente, quando pensamos em ultrapassar fronteiras, cruzar limiares ou explorar novas frentes, associamos a atitude com a imagem de uma mulher exploradora: uma "mochileira", uma "nômade", uma viajante. E é com essas imagens que formamos na mente que os arquétipos estão relacionados. Ao mesmo passo, quando ligamos Helena à imagem da Rebelde, vemos alguém que está quebrando padrões, rompendo com aquilo que estava fazendo e que deseja algo diferente. Essa mulher está realizando uma mudança perceptível, externa, mesmo que seja uma decisão tão corriqueira, e ainda assim bastante corajosa, de cortar o cabelo. E isso também é válido nas situações em que nos permitimos provar novos sabores, conhecer novos lugares, mudar o estilo de nos vestir, aprender algo completamente novo; quando descobrimos uma nova competência.

A força que ativamos nesse momento é a força da experiência, é a mesma força do movimento dessa mulher que se entrega por completo à jornada. É o que acontece com as mulheres que dizem sim para seus projetos, que desejam descobrir todos os passos para fazer acontecer, uma vez que decidem explorar várias possibilidades. E se estivéssemos mesmo nessa jornada, o que seria melhor levar? Um mapa, talvez? Um plano de viagem? Precisamos saber por onde começar, ainda mais agora que acreditamos em diferentes caminhos e que percebemos a imensidão das possibilidades.

Ajudar a organizar essa bagunça criativa de modo prático será a melhor forma de dizer para nós mesmas que, por mais que nos sintamos sozinhas, devemos nos manter fiéis à nossa verdade. Isso nos trará recursos como autonomia e uma boa ambição para atingirmos o sucesso.

Na roda da vida que estamos preenchendo em doze etapas, doze engrenagens, doze forças e com a presença de doze arquétipos, há algo

Enfrentar provas e mergulhar no desconhecido é o mesmo que entrar em uma zona de APRENDIZAGEM.

muito importante que serve como guia de todo e qualquer rebelde: o olhar para o futuro. Hoje, vemos tentativas de conectar o futuro de um adolescente a projetos profissionais e, por isso, nessa engrenagem da vida é tão importante permitir que a experiência seja uma ferramenta e um caminho para o crescimento.

Ter a compreensão de toda e qualquer experiência enquanto possibilidade é importante, pois nós não entendemos muito bem a palavra carreira. Nós a limitamos àqueles que crescem linearmente em uma profissão que é, geralmente, ligada a uma empresa. Pois saiba que carreira é algo contínuo, cíclico e infinito, não é simplesmente ser promovido. Você pode entrar em um banco e ir subindo os degraus: assistente administrativo, caixa, tesoureiro, assistente comercial, gerente adjunto, gerente alta renda, gerente geral, gerente regional, até chegar ao cargo de CEO (presidente). Como eu disse, trabalhei em banco, e essa foi uma boa parte do caminho que percorri, mas decidi parar na gerência e fiz a transição de carreira. Foi quando optei por me tornar empreendedora de desenvolvimento humano.

Dentro de uma carreira, profissão, atividade ou ocupação laboral existem diferentes projetos. Qual é o seu projeto neste momento? Lançar um curso, fazer uma palestra, escrever um livro, desenhar uma nova coleção, abrir uma nova franquia?

Projetos profissionais pedem direcionamento. Geralmente são ideias que precisam sair da nossa cabeça e ir para o papel. Criar um mapa mental pode ser uma forma visual (força da visão da Inocente) de começar a realizar (força da experiência da Exploradora).

Eu convido você a tirar da sua cabeça uma ideia ou um projeto a partir das seguintes perguntas:

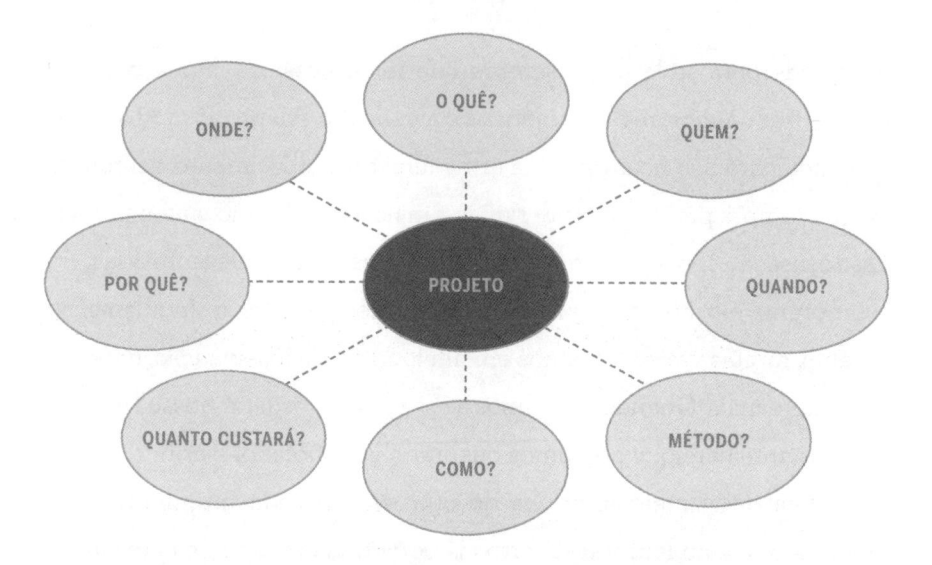

Quando imagino uma mulher com arquétipo da exploradora/rebelde, penso em liberdade. Imagino essa saindo a campo e olhando para fora, não mais só para dentro. Neste livro, me coloco como sua guia, como sua mentora que lhe dará uma direção. Afinal você enfrentará muitos desafios, e ter clareza de quanto deseja ir e qual plano de viagem seguir é algo capaz de deixar o caminho leve e divertido; essas são estratégias que merecem ser consideradas nessa altura da vida.

É um momento seu, individualizado e solitário. Você pode até chegar a pensar que tudo está indo contra você, que seus maiores inimigos são aqueles que não estão com você, os que não a apoiam, que não facilitam o seu caminho, mas saiba que sua maior inimiga nessa jornada é você mesma. Por isso estou falando aqui de força, coragem e de fazer acontecer, pois, independentemente das sombras que você encare, sempre haverá luz.

A sombra dessa nossa versão arquetípica envolve o risco de ficarmos alienadas nas nossas ideias e nesse mundo novo que vamos desbravando a cada descoberta. O óbvio precisa ser dito: sozinhas não iremos mais rápido e nem tão longe, a vida sempre pede mais. Escreva na parede para se lembrar sempre que for necessário: não é possível concretizar sonhos, metas, objetivos e alcançar o seu propósito sozinha!

Cuide para não ficar presa na armadilha do conhecimento, acreditando que sempre precisa aprender mais e mais antes de colocar em prática. Essa sensação constante de incompletude e essa busca desenfreada para estar pronta é fruto do nosso desejo de sermos perfeitas e singulares; no entanto, muitas vezes, entramos em um looping de insatisfação, desejando sempre mais. Quando chegamos a esse ponto, resgatar nossos valores é importante para que possamos quebrar o eu sabotador e crítico.

Crítica de si mesma, crítica do outros, crítica do mundo; que, ao olhar para si e ao lembrar de erros já cometidos ou de falhas recentes, paralisa. Ao olhar para fora, percebe mais defeitos do que reconhece qualidades. Compara-se com frequência, não gosta de pressão (algum adolescente gosta?) e se sente ansiosa ao pensar em seus projetos.

Estamos falando aqui de uma jornada de mudanças em diferentes frentes da vida; assim, conhecer e reconhecer nossas sombras e sabotadores, mudar nossas crenças por atitudes positivas, desenvolver habilidades emocionais como adaptabilidade e flexibilidade fará com que esse momento se torne apenas mais uma cena do filme. Lembre-se de que você já escolheu ser a protagonista, não há mais como voltar atrás. E o filme só fica claro quando descobrimos o que a protagonista deseja.

> **Arquétipo: EXPLORADORA OU REBELDE**
> **Força de ativação: A EXPERIÊNCIA OU O PRÓPRIO MOVIMENTO**
> **Engrenagem da Roda da Vida: PROJETOS OU CARREIRA**

AÇÕES SUGERIDAS:

Agora defina uma ação que você colocará em prática a partir de hoje e que colocará os seus projetos, sua carreira e sua profissão em movimento.

◯ Planejar uma viagem.

◯ Organizar um evento para pessoas especiais (clientes, amigos, familiares).

◯ Pesquisar algo novo e explorar esse universo do conhecimento.

◯ Tirar um projeto da cabeça e escrever sobre ele.

◯ Fazer um mapa mental das suas ideias.

◯ Melhorar (ou criar) seu perfil nas redes sociais.

◯ Experimentar novos sabores, comer algo diferente, cozinhar algo que sempre desejou fazer.

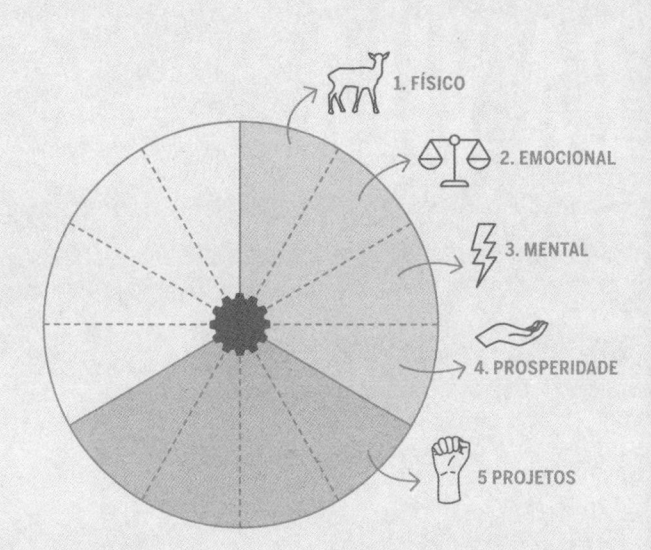

1. FÍSICO
2. EMOCIONAL
3. MENTAL
4. PROSPERIDADE
5 PROJETOS

Capítulo VIII

O RESSIGNIFICAR DA VILÃ

V ocê saberia descrever o que a impede de viver a vida que nasceu para viver?

Quais as dificuldades presentes no seu estilo de vida atual que a impedem de destravar as engrenagens do sucesso? O que a impede de sentir que está cumprindo com sua missão nesta Terra? Lembre-se de que missão é a ação, é a razão pela qual existimos. E ela não envolve nem romantismo nem ilusão.

O nosso maior antagonista sempre será nós mesmas. Aprenda que, se enfrentarmos nossas sombras, abriremos espaço para brilhar nossa própria luz, e eu nem preciso dizer que pessoas que inspiram outras pessoas são pessoas iluminadas, com energia alta e autoestima elevada.

E quais são as sombras de todas essas versões arquetípicas que vimos até aqui na jornada deste livro? Sombras são **culpa**, **medo**, **insegurança**, **vergonha**, **crenças limitantes**, **comportamentos prejudiciais**, **egoísmo**, **vitimismo**, **inveja**, **drama**, **manipulação**, **irresponsabilidade**, **martírio e negação**.

Aqui estão nossos antagonistas com nomes comuns, nossos verdadeiros desafios, especialmente quando tomamos consciência deles.

Eu não sei você, mas não quero descobrir de que é feita a Coca-Cola e fujo dos vídeos que mostram como são feitas as coisas de que gosto e não quero deixar de comer; pois, ao tomar consciência, logo eu preciso tomar uma atitude. O mesmo acontece com nossas sombras: ao encará--las, precisaremos lidar com cada uma delas, e nem sempre queremos crescer/evoluir a esse ponto.

Falamos muito de elevação da consciência como um grande objetivo, muitas vezes negando ou ignorando que pode ser um mergulho em si difícil e revolucionário. O autoconhecimento é um processo de dor e transformação. É ele que nos permite fazer essa viagem interna para encararmos nossas sombras a fim de um dia nos elevarmos ao nível de maior luz. Quando falamos em autoconhecimento, a maioria das pessoas mostra que essa é uma jornada solitária: você consigo mesma. Uma verdade precisa ser dita e eu sempre repito: são poucas as coisas que não somos capazes de fazer pelo outro, mas, uma delas, é evoluir pelo outro.

Se o processo de autoconhecimento é também o processo de evolução, não poderemos evoluir pelo outro. Mas não confunda seguir o processo individual e único de autoconhecimento com seguir sozinha na jornada. A vida é feita de relacionamentos. Estamos aqui para nos relacionar uns com os outros. Estamos aqui para nos tornarmos melhores para, consequentemente, nos relacionarmos melhor. Conheço pessoas que confundem essa questão, começam seu processo de evolução e olham diferente para quem vai ficando para "trás". Como é que alguém que está evoluindo continua a ser juiz do outro? Incoerente, não é mesmo?

Reconhecer nossos aliados e nossos inimigos é reconhecer que não estamos sozinhas na jornada. O caminho já começa a nos mostrar grandes descobertas: quem viveu até aqui não é a mesma de antes, por isso o arquétipo que ativamos nesta etapa é o da Vilã ou da fora da lei.[19]

O arquétipo da vilã, antagonista da guerreira, vem carregado de significados como o da própria morte e, nesse caso específico, a mensagem sobre a morte é também a mensagem de renascimento. E a maneira mais leve de lidar com qualquer situação é ressignificar, trazer uma nova leitura sobre o fim dos ciclos e das jornadas constantes que atravessamos.

A vilã tem o impulso de destruir o que não funciona mais para ela. Ela tem medo de não ter poder suficiente para continuar suas batalhas. Uma vez que já se decepcionou muito na vida, ela pode confundir quem está ao seu lado com os que estão contra ela, quando, na verdade, apenas nem todos compreendem seus sentimentos, emoções, expectativas e desejos.

No filme *Viúva Negra*, Natasha Romanov diz não ter amigos. Uma menina russa criada em um ambiente sombrio de manipulação foi uma criança que precisou aprender a lutar em busca da sobrevivência. Na adolescência (evolução do arquétipo) torna-se a própria Vilã associada à destruição. Mesmo se tornando uma super-heroína do grupo Os Vingadores, que sabem da sua origem como espiã soviética, ela prefere andar mais sozinha a socializar com o grupo. O próprio nome Viúva Negra remete ao arquétipo da morte, por isso sua maior sombra seria o comportamento prejudicial consigo mesma e com outros.

Quando chegamos a essa fase da jornada evolutiva, precisamos entender o que não nos pertence mais, o que precisa ser abandonado. Quais são os comportamentos que devem ser ressignificados? O que devemos mudar na nossa maneira de agir com outras pessoas? Um dos meus amigos

[19] MARK, M.; PEARSON, C. S. **O herói e o fora-da-lei**: como construir marcas extraordinárias usando o poder dos arquétipos. São Paulo: Cultrix, 2003.

mentores, Ricardo Silva Voz, ensina comunicação assertiva e ativa. Ele – juntamente com João Menna, fotógrafo cujo trabalho é ensinar sobre o poder da imagem em um posicionamento de autoridade – é uma das pessoas com quem mais gosto de conversar sobre o universo arquetípico, porque saímos do mundo da psicologia junguiana e mergulhamos nas relações humanas que se apresentam no nosso universo prático; assim, é possível compreender o que é possível fazer para dar continuidade à jornada da evolução, e o arquétipo da Vilã lida com esse dilema, pois busca constantemente ressignificar sua trajetória.

Se na fase anterior éramos exploradoras rebeldes buscando novas oportunidades e novos conhecimentos em um mundo desconhecido, ao avançarmos para essa etapa, agora somos guerreiras que encaram suas sombras e assumem que não são perfeitas, nem buscam tal heroísmo. Em vez disso, queremos dar significados novos ao que vivemos. O que buscamos é ser a mulher real que pode encarar a si própria com orgulho das cicatrizes emocionais da vida, que sente vontade de mudar aquilo que não nos pertence mais a partir de agora.

Dentro de cada guerreira vive uma vilã. Dentro de cada vilã vive uma guerreira. Essa dualidade entre força e vulnerabilidade, bem e mal, feminino e masculino habita nosso ser desde sempre. O que fazemos, inconscientemente, é lutar contra isso, mesmo quando faz muito mais sentido acolher, aceitar, reconhecer e equilibrar nossas versões.

Qual a força de ativação da sexta etapa da Jornada da Guerreira? Ressignificação, especialmente na engrenagem da vida que fala dos relacionamentos interpessoais.

Ressignificar é o mesmo que dar outro significado para algo, é dar outro sentido aos sentimentos e acontecimentos. É quando se transforma algo de ruim que nos acometeu, ou algo que é negativo, em algo positi-

Dentro de cada guerreira

VIVE UMA VILÃ.

vo. Ressignificar é aprender a ver por outra vertente, colocar as coisas sob perspectiva. Nesse processo, acabamos, muitas vezes, dando a essas coisas valores diferentes do significado cultural que lhes foi atribuído. Não é bem colocar o tempero da positividade em tudo de ruim que lhe acontece, mas pode significar praticar um olhar diferente (e acolhedor) aos fatos e às pessoas, sem julgamento, sem crenças, sem medos, sem travas.

O poder de praticar a ressignificação trará uma mudança considerável na nossa visão de mundo. Muitos exemplos entrariam aqui quando pensamos nos ciclos de vida de uma mulher: a mudança de posição na carreira, a mudança de status social, o nascimento de um filho, até o lançamento de um novo posicionamento na sua comunicação, todos esses exemplos já foram tabu de acordo com algum ponto de vista e estão sendo ressignificados. No entanto, enxergar além do medo, aprimorar habilidades e talentos esquecidos, ser resiliente, compartilhar conhecimento e ajudar ao outro são etapas fundamentais na reconstrução e ressignificação de sua história e de sua perspectiva de mundo. É essa forma diferente de olhar para as coisas que mostra a energia desse arquétipo.

Ao reconhecermos nossas sombras estamos também juntando os pedaços que foram sendo deixados nas outras jornadas pelas quais já passamos. Existe uma mulher inteira que é a soma de todas as versões e a evolução de todas as energias arquetípicas. Suas sombras e a luz decorrente delas é o que é explorado; é isso o que aparece na jornada da protagonista.

São muitas as sombras que nos rodeiam e das quais precisamos nos distanciar. Há a sombra da vergonha que muitas de nós precisamos expor e contar nossa verdade é ajudar mais pessoas. A inveja é uma sombra que negamos sempre, como se o sentimento não existisse. Há também a sombra da mesquinharia; quantas de nós entregamos muito pouco para quem vemos como concorrente ou até mesmo para uma amiga? Nunca entregamos tudo, nunca nos doamos por inteiro. Mulheres precisam aprender a ser mais unidas pelo amor, pelo sucesso, e não só pela dor. Nós nos apoiamos quando outra mulher sofre, isso é altruísmo, é compaixão e empatia, mas aí eu pergunto: quando outra mulher faz sucesso, brilha, expande... o que acontece? Amigas começam a julgar, a falar mal, a olhar diferente, a se afastar. E lá vem a sombra da inveja.

Eu já vivi isso. Minhas Érikas e Jus vivem isso sempre que decidem mudar algo em suas vidas. A mudança afasta as pessoas. A liderança atrairá as pessoas. O sucesso determina quem realmente permanecerá ao seu lado, pois ele desperta a inveja. Se você começa a fazer sucesso, se você muda, se você cresce, será que continuará querendo ser quem era? A sombra da inveja alheia é capaz de despertar insegurança e o medo de perder tudo o que nos mantém firmes. Mas, felizmente, a mulher que cresce não muda seus valores, não muda seus princípios. Ao contrário, ela resgata a essência de criança, enxerga e valoriza ainda mais as coisas simples da vida, sabendo quem continuou ao seu lado durante a jornada e quem a abandonou.

Se você usar o sentimento da raiva para julgar, agredir, em vez de para agir positivamente na sua etapa da jornada, não saberá distinguir quem são seus inimigos e quem são seus aliados. Não saberá identificar quem está ao seu lado incondicionalmente e acabará comunicando mal sua força de ação. É por isso que, a partir de agora, a engrenagem que precisa fluir é a engrenagem dos relacionamentos. Olhar para os problemas que tem e entender que todo problema com alguém se torna pequeno se esse alguém é importante para você.[20] Pessoas são mais importantes do que os problemas, mesmo os que foram causados por elas.

[20] CARTER, C. **O ponto de equilíbrio**: como obter o máximo de resultados com o mínimo de esforço. Rio de Janeiro: Sextante, 2016.

Pessoas são nossa razão de felicidade, e não seremos felizes sozinhas; é um fato que não podemos negar. Não nos bastamos, podemos buscar a independência e a liberdade, mas nunca a autossuficiência. Entendido isso, vamos olhar para como nos relacionamos com os outros, como perdoamos e amamos o outro, respeitando o momento de vida de cada um e honrando a importância que cada um tem ou teve em nossa jornada.

Quando me perguntam sobre o desenvolvimento de competências – a força de ativação da Mulher Comum, na segunda etapa da nossa jornada –, eu sempre respondo que, se precisar escolher uma única competência para investir, potencializar (caso já considere um ponto forte) ou melhorar, que escolha desenvolver a comunicação.

Desenvolver a nossa comunicação é o mesmo que melhorar nossas relações humanas, é permitir que o mundo se relacione com você. É permitir relacionar-se com o mundo. É o que faz com que sejamos impactadas e que comecemos a gerar impacto positivo ao nosso redor.

Qual é a primeira atitude que você tem ao conhecer alguém? (Considere as primeiras palavras que vieram à sua mente.)

Lembre-se do que você escutou depois de conhecer alguém, imagine que seu arquétipo Vilã fala bem alto na sua forma de comunicar. Você deve escutar, com frequência, algo deste tipo: "Nossa! Eu, quando te conheci, não te achei tão legal, você parecia séria e bem brava até. Agora eu sei o quanto você é do bem".

Eu mesma já passei muito por isso e, ao olhar para o que eu sinto e o que eu comunico, busquei um alinhamento, aliás continuo buscando, pois comunicar é movimento. Dessa forma, a partir da tomada de consciência do que sou e de como sou vista, compreendi que encontrar um formato próprio e autêntico traz resultados novos.

Hoje eu já escuto assim: "Nem acredito, você é igualzinha como parece ser, divertida, simples e poderosa ao mesmo tempo". E eu desafio você, caso a gente se encontre por aí, em algum churrasco, aeroporto, evento, palestra, curso, precisa ser presencial esse encontro, a vir falar comigo e a fazer sua própria avaliação da nossa primeira impressão, combinado?

Uma das coisas que mais fiz no decorrer da minha carreira desenvolvendo líderes foi ouvir sobre elas. Quantas vezes chegavam para mim falando que a "Ju é muito dura, ela é antipática", e, enquanto ouvia aquilo, pensava que não, ela não era dura, nem antipática, nem egoísta, nem nada... ela apenas não sabia se comunicar.

O arquétipo da vilã é muito presente quando estamos iniciando a jornada de sucesso, é uma energia de defesa pelas mudanças que decidimos enfrentar. Por não sabermos o que vem pela frente, o quanto ainda somos muito jovens, como muitas vezes não temos uma autoridade validada, optamos por usar a força da agressividade em nosso posicionamento, o que, teoricamente, mostra que somos invencíveis ou até insensíveis. Tudo uma grande falha. Ainda bem que você já encontrou sua mentora, pois ela sempre dirá isto a você: cuide da sua comunicação e das suas relações. Sozinhas, não chegaremos a lugar nenhum que valha a pena.

Quero aproveitar a engrenagem dos relacionamentos e fazer uma reflexão junto com você: de 0 a 10, qual é a nota que você avalia o seu relacionamento atual com a sua família? Quem você considera a sua família? Qual é o nível de presença ou atenção que você tem com ela?

Um pouco antes de me casar, aprendemos (eu e Augusto) no curso de noivos – eu me casei na igreja aos 31 anos com o amor da minha vida, depois de namorar muito e crescer com a missão de ser independente, no sentido de não depender nem de marido nem de ninguém – que, a partir do casamento, minha família passaria a ser nós dois primeiro. Eu, o cônjuge e os nossos filhos, quando estes viessem. E os outros? Fiquei apavorada e perguntei, contrariada, a respeito dos meus pais, irmãos, avós... nesse momento, a resposta foi: eles serão seus parentes.

Forte, né? Chocante, mas também transformador. Trouxe uma nova visão de responsabilidade. Sim, passei a ver, a partir daquele acordo, o quanto éramos responsáveis pela construção da nossa família, que seria a continuidade da família dos nossos pais, quais valores e aprendizados que eles me passaram eu poderia praticar a partir daquele momento.

Posso garantir que o meu relacionamento com pai, mãe, irmãos, sogros melhora a cada dia, pois sou mais completa e feliz na minha própria família e aprendo um pouco todos os dias a alinhar as expectativas quanto à minha relação com os outros. Também aprendo a cada dia que a carga de responsabilidade na criação dos nossos filhos e na harmonia da nossa família é enorme para ter tempo, energia e dinheiro sendo dedicados aos parentes.

No sistema familiar, precisamos honrar e agradecer a vida e acolher com amor as diferenças na forma de pensar e agir de cada um. Não somos juízes da nossa família, somos parte e somos completude.

Relacionamentos são escolhas nossas, família é a nossa base e referência. O passado deve ser honrado, e o futuro, promissor, quando estamos presentes integral e incondicionalmente.

> **Arquétipo: VILÃ**
> **Força da ativação: RESSIGNIFICAÇÃO**
> **Engrenagem da Roda da Vida: RELACIONAMENTOS**

AÇÕES SUGERIDAS:

Agora defina uma ação para colocar em prática a partir de hoje e que a ajudará a melhorar sua comunicação que impacta diretamente os seus relacionamentos interpessoais.

○ Separar amizade de projetos profissionais: seus amigos o apoiarão de uma maneira diferente e talvez você ainda não entenda isso.

○ Ative um hobby "contraponto" ao seu trabalho, encontre outra tribo aqui.

○ Invista em melhorar o seu posicionamento; o impacto da sua comunicação é 93% não verbal.

○ Use a energia da "agressividade" para fazer algo e não para discutir com alguém.

○ Volte nas suas engrenagens anteriores; o objetivo é lembrar que sucesso está no equilíbrio que movimenta. Como está sua saúde física, emocional, mental e financeira?

○ Se tem alguma rede social que está trazendo mais inimigos que amigos, dê um tempo dessa *vibe*.

○ Elogie alguém. Agradeça o elogio de alguém.

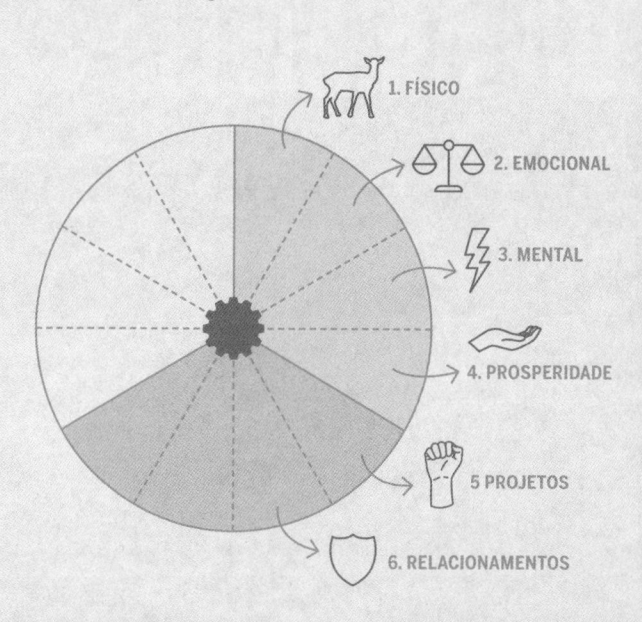

1. FÍSICO
2. EMOCIONAL
3. MENTAL
4. PROSPERIDADE
5 PROJETOS
6. RELACIONAMENTOS

Capítulo IX

A INFLUÊNCIA DA AMANTE

O arquétipo da Amante representa a busca pelo verdadeiro amor, seja uma paixão, uma ideia ou uma causa. Nele, o anseio por uma profunda e intensa paixão é constante, assim como o desejo por uma vida superabundante. Esse arquétipo reflete as expectativas que temos quanto ao sucesso na vida e a coragem de se arriscar no desconhecido; é movido pela emoção (algo maior), é inerente e comum àquelas que se entregam totalmente. O convite é: estar inteira e comprometida com o caminho. Desejar com muito amor.

Na evolução dos arquétipos, temos aqui a tríade da MULHER COMUM que deseja pertencer, fazer parte do grupo ou da tribo. A MULHER COMUM sente que é especial ao se diferenciar no meio do grupo. Lembre-se de que ativamos a força da competência e a engrenagem foi a emocional. Já o arquétipo da AMANTE tem uma relação mais íntima, profunda e é nesse ponto que há mudança no propósito de sentir-se especial para o sentir-se amada. A evolução dessa tríade é a Louca. Nada é por acaso, nenhuma dessas relações das nossas versões são por acaso.

Uma das "minhas Jus", que chamaremos de Gabi, uma vez veio até mim, após assistir a uma palestra minha, e se apresentou com um convite para almoçarmos. Gabi, uma mulher lindíssima, com sorriso largo, olhar misterioso, corpo alto, magro, bronzeado, longos cabelos loiros, 27 anos, recém-saída de um relacionamento intenso, queria almoçar comigo.

Lembro que, naquela palestra para mais de trezentas pessoas, procurei na plateia um olhar apaixonado, o olhar de alguém que observa você com admiração e suporte, como se dissesse "continue, estamos amando", e Gabi foi o meu olhar de amor.

Semanas depois, fomos finalmente almoçar e no encontro ela me contou toda a sua vida, abriu coração e segredos familiares, falou de futuro e expectativas. Saímos do almoço quase como melhores amigas, ela era minha nova cliente e eu sua mentora escolhida.

Gabi tinha um cargo de liderança em uma grande empresa, comandava muitas pessoas. Era cheia de ideias e sua imagem por si só passava uma aura de muito poder. Ela é doce e feminina, sabe ser forte e decidida, ela é o que admiramos em nós mesmas quando encontramos o equilíbrio entre energia masculina (foco) e feminina (empatia).

Seu principal objetivo com a mentoria estava relacionado ao desenvolvimento da sua liderança, da sua carreira e como realmente poderia deixar um legado com todos os recursos que possuía naquele momento. Gabi tinha um sonho: viver um grande amor. Ela vivia um grande amor com a profissão, porém, na vida pessoal, queria algo mais.

Se na fase anterior, em que o arquétipo da vilã enfrenta as nossas sombras, neste momento precisamos encarar nossa luz. Caso você não perceba, mulheres como Gabi, como eu ou como você se apavoram não com as próprias trevas, mas com a própria luz. Temos medo de lidar com nosso poder e acabamos nos autossabotando, nos conformando com o que é medíocre (um emprego medíocre, um amor medíocre, uma vida medíocre) ou, em alguns casos, despertamos e, finalmente, entendemos que paixão é a explosão para viver o extraordinário.

Eu tenho pavor quando escuto que paixão dura apenas dois anos, o resto é amor. Amor ser resto? Amor e paixão andam separados? Nem os relacionamentos amorosos nem as nossas atividades que conversam diretamente com nosso propósito de vida devem ser assim.

Coco Chanel representa perfeitamente o arquétipo da Amante, inclusive o filme *Coco antes de Chanel* é um exemplo perfeito da jornada da guerreira. A protagonista, quando menina Inocente, era romântica e sonhadora, perdeu a mãe cedo e foi viver em um convento. Lá, despertou o talento para a costura e, quando jovem, saiu livre, ativando seu arquétipo de Exploradora. Trabalhou em um cabaré e foi amante de homens ricos e influentes naquela época. Ela representa a paixão, sem dúvida nenhuma.

Chanel era muito ousada para sua época. Associou a imagem de mulher sexy e independente com a moda. Ela foi a primeira estilista a lançar e usar roupas originalmente masculinas. Por meio do seu trabalho, deixou um legado para as mulheres do século XX: não precisamos deixar de ter sucesso no amor para ter sucesso na carreira, podemos ter os dois. Aqui não se trata de amor romântico (poderia ser), mas de paixão.

Radiativo também é um filme que traz traços do arquétipo da Amante. Ele relembra a história de Marie Curie, uma mulher real e extraordinária que deixou seu legado para o mundo. Além de mostrar a jornada da Heroína, exatamente como Joseph Campbell, mostra a força da paixão pela causa, pelo trabalho, pelo projeto e pela pesquisa, sem deixar de ter paixão pela vida, pela natureza humana.

Se estamos falando de trabalho, esse arquétipo nos remete à paixão e ao comprometimento com aquilo que fazemos. Dar o melhor de si e se entregar totalmente para a direção apresentada. O propósito de vida somente se realizará com essa entrega total, que é quando realmente damos o nosso melhor.

No capítulo anterior, a Vilã pretende cuidar da engrenagem dos relacionamentos interpessoais usando a competência da agressividade, típica de uma guerreira, para entrar em ação, fazer acontecer no campo da comunicação.

Aqui, a mulher forte tem medo de ficar sozinha, medo de não ser amada, medo de afastar as pessoas que já conquistou pelo medo do próprio poder. O problema é quando caímos na armadilha de perder a nossa identidade na tentativa ilusória de atrair por atrair, conquistar pelo prazer de conquistar (aqui mais uma vez vale para metas, dinheiro, reconhecimento, medalhas, amores...). As armas que combatem são a própria paixão, a gratidão e o comprometimento. As sombras são a inveja e até o ciúme em um nível mais baixo ainda.

Naquele mesmo ano, Gabi encontrou um amor e viveu, como ela sonhava, uma grande paixão. O amor romântico era o que a inspirava, e foi exatamente isso que ela atraiu. Eram flores, jantares, viagens, alegria e conexão. Formavam um casal bonito, ele era o seu encaixe perfeito. Mas o que aconteceu para que tudo desse tão certo assim? Permitiu-se. Comprometeu-se! Com ela e com tudo. Acreditou e aceitou seu poder.

O convite é: estar inteira e comprometida **COM O CAMINHO.**

Acontece que Gabi caiu em uma armadilha e foi perdendo sua identidade, foi vivendo uma vida que não era mais dela, foi deixando o desequilíbrio das engrenagens da vida acontecerem, e aí o amor acabou. Ao mesmo tempo que essa mulher incrível percebeu que havia vivido a paixão romântica, ela percebeu que queria mais. O arquétipo da Amante quer sempre algo mais. Mais desafios, mais reconhecimento, mais crescimento, e, se o homem (ou amor, independentemente de sexo) ao seu lado não aceitar e apoiar esse poder, o próprio encanto do príncipe acaba.

Esse arquétipo é muito presente no meu jeito de ser, no meu posicionamento. Ele representa poder pessoal, força de atração, determinação por uma paixão, sexualidade e beleza, o capital erótico, tudo o que inspira mais entusiasmo pela vida. O arquétipo da Amante pode estar associado a senso estético, energia, sedução. Quando escuto de minhas seguidoras no Instagram que querem aprender a fazer "carão" para foto como eu faço, eu conto o segredo "flerte com a câmera". Olhe para a lente como se estivesse paquerando; quer mais arquétipo da Amante do que essa dica?

Por falar em redes sociais, mostrar ou expor o estilo de vida é uma atitude típica desse arquétipo. Não importa se você trabalha como servidora pública, inclusive uma das minhas Jus é exatamente assim, trabalha como promotora pública e tem um Instagram de beleza muito estruturado que mostra seu estilo de vida, seu jeito fashion e sensual de se vestir, seus filhos e tudo aquilo pelo que ela tem paixão, como família, amigos, vinhos, livros. Agora, se você é uma empreendedora, por exemplo, mostrar seu estilo de vida a torna uma *influencer* da própria marca, e você ainda não ativou a Amante que incendeia seus projetos por quê?

Mostrar o lifestyle tem muito desse arquétipo. Mostrar como arruma a mesa, um prato bonito, o *look* escolhido, as viagens. Só porque aumenta o engajamento? Tudo isso porque gera conexão.

Uso em uma das minhas palestras uma pergunta do filme *Beleza Oculta*: "Qual é o seu porquê?". A vida tem a ver com pessoas, estamos aqui para nos conectar com elas. O nosso propósito na vida deve ser se conectar com o outro.

Tudo o que buscamos na vida poderia ser resumido em três abstrações que conectam cada pessoa: amor, tempo e morte. Todos nós vivemos para amar e sermos amados, todos nós gostaríamos de ter mais tempo e todos nós tememos a morte, sobretudo a morte que significa o fim de ciclos, mudanças.

Por isso, pergunto novamente: Qual é o seu porquê? O seu porquê deve ser a sua verdade e não o seu produto. O seu porquê deve ser original e não uma cópia. O seu porquê deve ser seu e inspirar outras pessoas. O seu porquê deve sustentar seus momentos difíceis.

Teve um dia, enquanto eu escrevia este livro, que eu quase desisti. Quase desisti de continuar, olhei para trás e vi o que sustentava essa loucura de estar escrevendo um livro no meio de um ano cheio de mudanças na minha vida: mudei de casa, mudei de modelo de negócio, mudei de estilo de vida, só não mudei (e não pretendo mudar) de marido, minha grande paixão.

Apesar da vontade de desistir, continuei escrevendo. E, se não fosse meu porquê, você não estaria lendo este livro. Liguei para pessoas que eu admirava e que também estavam na jornada de escrever um livro e pedi conselhos. Todos disseram que tinham decidido adiar o projeto do livro, que estavam muito atribulados, que a empresa estava exigindo muito etc. Eu podia ter seguido o mesmo caminho. Afinal, se eles haviam adiado, quem seria eu para querer dar conta e fazer?

Eu sou a guerreira que tem forte o arquétipo da Amante, que sabe o seu porquê e que tem paixão por um projeto: *Guerreiras dizem sim para si mesmas*.

Nesses dias de dúvida e quase desistência, Beta, uma amiga intuitiva, bastante espiritualizada e cuidadora, me mandou mensagem: "Estava limpando meu bloco de notas e achei estas anotações sobre o seu livro":

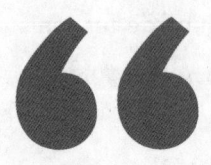 Coach da realidade descrevendo casos reais, para pessoas reais de modo simples, objetiva e impactante. Como eu ajudo as pessoas? Lembras como tu falas das tuas Jus? Use exemplos reais sem falar os nomes. Será que não estás fazendo o mesmo esperando estar pronta para escrever o livro? A palavra do dia PROCESSO e PROPÓSITO. Retorno ao simples."

Ali, fui resgatada pela minha melhor amiga para o meu propósito de inspirar mulheres a acreditar em si mesmas, a se sentir inteiras, despertando a sua guerreira interior, transformando o seu protagonismo em um movimento que gere mais impacto no mundo ao seu redor. Inspirar mulheres a inspirar outras mulheres.

> Arquétipo: AMANTE
> Força de ativação: INFLUÊNCIA
> Engrenagem da Roda da Vida: PROPÓSITO

AÇÕES SUGERIDAS:

Agora defina uma ação que você colocará em prática a partir de hoje para que, a cada dia, esteja mais comprometida com seu propósito.

- ◯ Começar a exercer o poder da sua INFLUÊNCIA.
- ◯ Usar seu capital magnético: descubra o poder que há nisso.
- ◯ Marcar uma sessão de fotos mais profissionais: permita-se.
- ◯ Ousar ir além de uma vida mais ou menos.
- ◯ Melhorar o ambiente de trabalho, deixar mais bonito, único.
- ◯ Dizer mais eu te amo.
- ◯ Começar a julgar menos. Perdoar o passado das pessoas e o seu também.
- ◯ Escrever o seu propósito como um MANIFESTO: qual é o seu porquê hoje?
- ◯ Assistir à aula o **Mito do Propósito** no meu canal do YouTube.

Para acessar, aponte a câmera de seu celular para o QR Code ao lado ou digite o link abaixo no seu navegador favorito.

https://www.youtube.com/watch?v=IW6s6IPApes

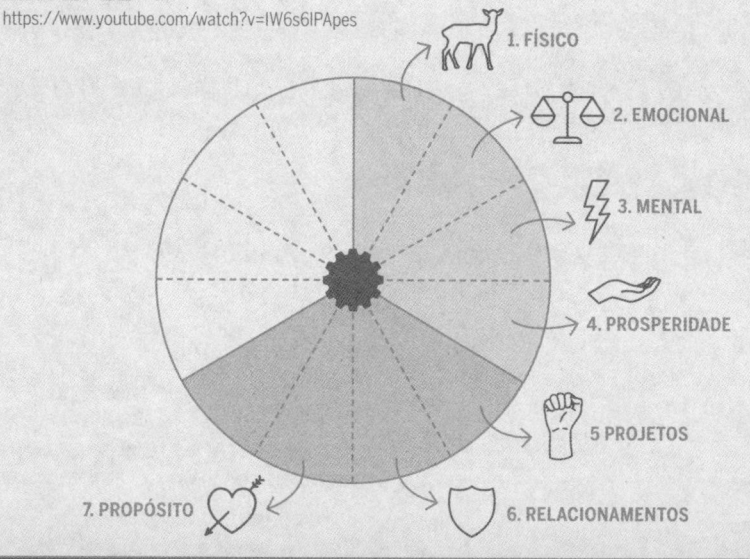

1. FÍSICO
2. EMOCIONAL
3. MENTAL
4. PROSPERIDADE
5 PROJETOS
6. RELACIONAMENTOS
7. PROPÓSITO

Capítulo X

A AUTENTICIDADE DA CRIADORA

Assim como Gabi, outras mulheres incríveis donas de uma enorme força de influência, especialmente quando se trata de influenciar por meio do seu propósito, descobrem um mundo de possibilidades quando se permitem crescer.

Quem somos nós neste momento?

Como você se vê? Quem é você?

Marque um (x) nas suas conquistas até este momento na jornada, considerando inclusive as qualidades e os comportamentos reconhecidos como seus:

◯ Clareza	◯ Paixão	◯ Liberdade
◯ Direção	◯ Confiança	◯ Poder pessoal
◯ Força	◯ Equilíbrio	◯ Amor
◯ Empatia	◯ Movimento	◯ Presença
◯ Criatividade	◯ Influência	◯ Consciência

A força da expressão para manifestar sua verdadeira essência representa a busca pela autenticidade. O que eu mais vejo são mulheres que estão sempre em uma correria com muitas atividades, muitas vezes sem compreender o que estão fazendo e por qual motivo. E o pior, não terminam as atividades com a mesma motivação com que começam. Ou, em muitos casos, não conseguem aproveitar os frutos do que plantaram, porque embarcam em outro projeto. Mas isso de estar sempre envolvida com algo novo é uma armadilha, pois impede que tenhamos uma vida com tranquilidade e consigamos aproveitar o processo até o final.

Às vezes, desacelerar é um lembrete de que estamos exigindo demais de nós mesmas, e é preciso tempo para tomar posse das conquistas, celebrar etapas e viver o máximo possível o momento presente. Por vezes, é importante prestar atenção no que os outros comentam. As pessoas, por mais que você mostre seus bastidores e seus novos projetos, têm a própria perspectiva dos acontecimentos, e isso não é ruim. Ao contrário, serve para nos lembrar de que precisamos ter calma para aproveitar o caminho.

Ontem, falei para uma amiga que ela deveria tomar posse das conquistas de sua vida. Ela estava superacelerada, com uma viagem marcada para o México, tentando resolver todas as pendências do ano antes de ir. Algumas pessoas são assim, entram em movimento em um pré--evento importante e organizam coisas que estavam guardadas há uma vida. Por um lado, é ótimo; por outro, é estressante, tanto para a pessoa quanto para todos os que convivem com ela.

A Criadora, também vista como uma artista, quando tem a intenção de criar uma obra e está movida pela paixão que tem pelo seu propósito, sente muita urgência para entregar o seu projeto e tomar posse das conquistas que chegarão. O seu lugar no mundo agora é o de expressar todo o seu propósito para que outras pessoas recebam e sintam do jeito delas tudo o que você entregou, seja a sua obra um curso, uma palestra, um livro ou um filho.

A intensidade da energia da Criadora começa na batalha interna que ela trava toda vez que se compara com alguém ou que se considera uma fraude. Deseja criar algo duradouro? Então não confunda propósito com legado e recepção positiva. Confundir a intenção de fazer algo com uma recepção e impacto positivo pode causar inúmeras frustrações. Quantas pessoas enxergam com clareza o que querem fazer, mas ao lançarem o projeto a resposta é outra? Por isso, entender a diferença entre expectativa e realização é tão importante.

A meta aqui deve ser o de dar forma, estrutura e vida à sua visão. Para isso, você precisa aprender a se expressar não para convencer, mas para deixar ir. O desafio será fugir da autossabotagem, do perfeccionismo e da sombra do drama. A Criadora também é conhecida como inovadora, artista, escritora e sonhadora, e o exercício é pensar e agir como uma.

Ao criar uma obra de arte, uma artista tem em mente a ideia, a visão, o propósito, certo? No entanto, ao expor sua obra, a interpretação de quem a vê é diferente. O que você viu? Cada um vê, recebe e interpreta de acordo com seus valores, suas crenças, seu momento de vida. E está tudo bem ser assim, pois o artista não faz sua obra para si, faz sua obra para o mundo. Claro que o artista expressa o seu sentir e o seu saber do próprio jeito, mas não é para si mesmo.

Expressar do seu jeito tem a ver com o arquétipo da Amante, com o propósito, com a intenção. Porém o impacto causado no outro é do jeito do outro, aí se trata do legado, da própria criação, é o arquétipo da Criadora. Pode parecer filosófico, mas é mais simples do que parece. Por que ficamos presos ao mito do propósito? Simplesmente porque estamos presos ao mundo ideal. Quando entendemos que devemos ocupar nosso lugar no mundo e deixar nossa marca pelo impacto que geramos no outro, vivemos o mundo real e expressamos o verdadeiro sentido de propósito.

Não se iluda com a imagem de que a criatividade está associada apenas à liberdade. A cultura da inovação, a energia do arquétipo da criatividade, engloba a autonomia na forma de se expressar. É solucionar problemas com um olhar amplo, pensando fora da caixa. Criar algo é usar as habilidades (às vezes desconhecidas ou subjugadas) para gerar algo novo. Inovação é fazer algo novo, não necessariamente criar do zero. Você pode, a partir de uma coisa velha, criar algo que tenha uma funcionalidade nunca vista.

Mulheres criativas e que gostam de inventar moda estão sempre criando projetos incríveis que desafiam a todos com a intenção de desafiar a si mesmas. Conheço mentoradas que inovaram na educação, na arquitetura, na medicina, no varejo, na indústria e, principalmente, no modo de expressar e de comunicar seu jeito de ser.

A partir disso, pergunto: qual é a área da vida que você vai buscar desenvolver a partir de agora? Talvez seja o momento de você mudar um móvel de lugar, pintar uma parede do seu escritório, contratar um profissional de marca pessoal ou atualizar o *branding* do seu negócio.

Estudar inovação também pode parecer interessante, especialmente se você se sente parada no tempo e usa como desculpa o fato de estar velha, mesmo entendendo que o mundo digital não é uma opção, é uma realidade que veio para ficar, ou melhor, para inovar o tempo todo.

> **Arquétipo: CRIADORA**
> **Força de ativação: AUTENTICIDADE**
> **Engrenagem da Roda da Vida: INOVAÇÃO**

AÇÕES SUGERIDAS:

Agora, defina uma ação para colocar em prática a partir de hoje e que vá ATIVAR sua criatividade e autenticidade, valorizando a inovação que movimenta o mundo.

◯ Fazer de um jeito diferente algo que já existe; mude a experiência para seu cliente.

◯ Aprender algo novo.

◯ Testar um novo estilo de se vestir ou algo diferente no cabelo.

◯ Mudar um móvel de lugar.

◯ Criar uma nova experiência para seu cliente ou sua equipe. Use os sentidos (olfato, visão, paladar, tato, audição).

◯ Observar uma obra de arte com mais curiosidade. Pense no artista e tente imaginar se o que você está vendo é o que ele gostaria de mostrar.

◯ Gravar um vídeo sobre sua história.

◯ Perguntar para uma criança que a conheça o que ela pensa sobre o que você faz. Surpreenda-se com a resposta.

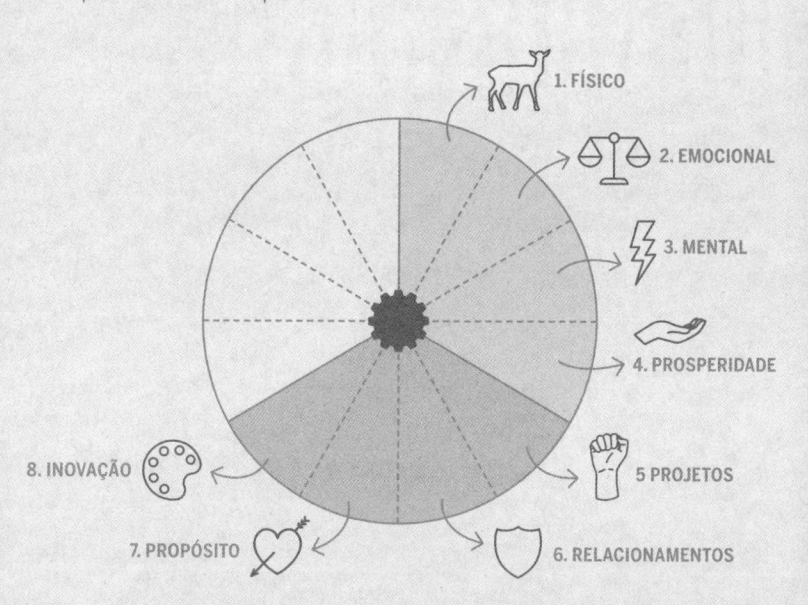

Capítulo XI

O EQUILÍBRIO DA SOBERANA

S e existe uma grande crise, há grandes pessoas. Se a criatividade é a mãe da solução, a liderança é o pai da motivação.

Ao longo da jornada, enfrentaremos muitas crises pessoais e existenciais. E quem melhor para resolver crises do que a Governante ou a Soberana? Eu, como mentora de líderes, reconheço que grande parte das mulheres que conheci, ou que têm o arquétipo da Governante, ou que admiram muito alguém que tenha, confiam suas trajetórias a mulheres com esse arquétipo.

A busca pelo sucesso envolve a presença da energia arquetípica de versões femininas. A partir do posicionamento de muitas mulheres, entendemos que somos únicas e que estamos em movimento. E, por isso, existem versões diferentes, inspirações diferentes, referências e perfis que nos tornam mulheres completas que circulam e impactam umas às outras por todos os lugares.

A mulher que ativa sua guerreira para se transformar em uma versão completa de si percebe que o autoconhecimento abre portas e a torna mais poderosa. É comum que um dos nossos maiores medos seja não saber lidar com o poder pessoal. Particularmente, é o que mais observo em minhas sessões. O desejo de ter uma vida com equilíbrio e movimento convive com o sonho de trilhar uma jornada que gere impacto e transformação na vida de outras pessoas.

Quando começamos a chegar mais perto do final da jornada, quando começamos a colher os frutos das nossas batalhas, já com a nossa recompensa – afinal entendemos que "tomar posse da sua Conquista" representa entender e sentir seu propósito, expressar sua arte e entrar em ação –, também entramos em crise. Compreender as dinâmicas de um mundo cheio de dualidades, organizado por energias e forças diferentes e conflitantes, sejam elas femininas ou masculinas, individuais ou coletivas, pode nos fazer crescer mais ainda, pois nos ajudará a vencer a arrogância que costuma acompanhar o arquétipo da Soberana. Aqui, ela entenderá que trilhar a jornada e viver seus desafios é reconhecer a continuidade do conhecimento e a capacidade que ele tem de inspirar mais pessoas, inclusive em sua caminhada para liderar a si mesma e a outras pessoas em sua missão de impacto pelo mundo.

Eu, como mentora que trabalha com desenvolvimento de pessoas há mais de vinte anos, reconheço claramente minhas "Érikas" como grandes Soberanas. Elas possuem a imagem da hierarquia. Elas têm a autoridade conquistada com muito suor, muita dedicação, muitas horas de estudo e trabalho, porém deixam muitas vezes de influenciar com o poder carismático, comunicador.

Eu entendo completamente, pois vivo muito bem o peso do arquétipo da Governante/Soberana. Ele nos afasta de pessoas, nos torna muitas vezes inacessíveis aos olhos do outro. E, quando reconheço esse peso, estou reconhecendo não só minha personalidade como também o desejo de encontrar o equilíbrio entre os pontos positivos e os negativos de toda e qualquer marca que tenha me caracterizado ao longo dos anos. Entendi com a maturidade emocional, conquistada à medida que investi em autoconhecimento, que é completamente possível encontrarmos equilíbrio frente à dualidade existente na energia muito forte do nosso masculino com a energia muito forte do nosso feminino.

Quem melhor para lidar com uma crise do que uma Rainha ou a Soberana Governante que existe em nós mulheres que escolheram viver com paixão as suas escolhas? A Soberana realmente tem o poder e gosta de tê-lo. Quantas vezes eu busquei muito mais reconhecimento do que remuneração? Muitas vezes, na minha jornada de trabalho, busquei ser reconhecida, aplaudida, valorizada pelo elogio e pelo mérito. E, se você tem uma Soberana forte e ainda não curou sua Cuidadora, ficará famosa e pobre facilmente. Falo isso como um alerta. Sempre que nos reconhecemos nestas páginas, é um aviso para seguirmos em frente com o movimento da mudança, para termos a consciência de que estas palavras nos guiarão para tomarmos decisões muito mais assertivas do que as que tomamos ontem. Diga sim para a sua nova e melhor versão, a versão que se reconhece, se aceita e que está em desenvolvimento.

Uma das minhas frases e manifestos dos atributos de valor da nossa empresa é "dinheiro é consequência" e "o seu resultado é o nosso resultado". Soberana que é soberana gosta de regras, gosta de processos, gosta da ordem, gosta de controle. E acontece, claro, que controle exacerbado é o seu maior sabotador.

A verdade da Soberana começa lá com a Cuidadora que se importa muito mais em se doar para o outro e atender a necessidade dos outros para se sentir útil, fortalecendo os valores mais fortes da mulher guerreira: segurança e liberdade. Parece que mais uma vez estou falando de temas conflitantes, afinal, como sentir segurança e ao mesmo tempo ser livre? Aí que nasce a personalidade forte da Soberana nessa tríade maravilhosa entre Cuidadora, Criadora e Soberana. O desejo de controle da Soberana é para garantir que esses dois valores caminhem juntos.

Ao falarmos concomitantemente em segurança e liberdade, já podemos gerar uma crise. E, se você começa a colher mais resultados na sua carreira ou no seu negócio (Soberana empresária), você começa a crescer e a trabalhar mais, primeiro pelo fato de ser executora, centralizadora e controladora. Depois, pela paixão, foco e determinação que também imprime a tudo a que se propõe fazer. Ao mesmo tempo, aqui nasce uma mulher culpada por não estar tão presente na rotina dos filhos e por não ser mais tão operacional junto à equipe, já que agora assumiu uma posição mais estratégica.

É no momento em que o sucesso começa a aparecer na sua vida que você entra em crise e pode vir a questionar os seus valores. É por isso que precisa estar mais forte para enfrentar de modo positivo tudo o que ainda virá pela frente. Você acredita que pode ter tudo e mais um pouco, e eu acredito também. Aliás, a Soberana é a grande líder, ela pode ser representada por uma executiva, uma empresária, uma profissional independente ou uma mãe ursa. Todos esses são exemplos de poder pessoal em forma de ação e expressão, que é a marca dessas mulheres incansáveis.

Como a energia do masculino é muito forte e presente nesse arquétipo, criar um modelo de rotina ideal é uma estratégia importante nessa etapa da jornada. É o que ajuda a manter o equilíbrio nas três principiais áreas da vida dessa mulher: saúde, família e trabalho.

Se você observar alguém com esse estilo de vida, encontrará uma mulher que prefere acordar muito cedo para fazer algo em nome da sua saúde física, como uma academia, uma corrida ou ioga, incluindo uma meditação. Em seguida, ela se dedica aos cuidados com a família e aos filhos, como levar para a escola com tudo perfeitamente organizado. Então ela segue o dia com a sensação de que está tudo em ordem para as reuniões, encontros, ideias e realizações.

Eu, quando era solteira e sem filhos, já tinha forte o Arquétipo da Soberana quando trabalhei no mercado financeiro. Até mesmo as minhas roupas falavam por si nesse ponto. Eu adorava viajar a trabalho, ficar dias sozinha em hotéis, buscar novos conhecimentos, fazendo cursos ou lendo livros, atividades sempre apreciadas pelo meu lado líder.

Qual é o medo de uma mulher autoconfiante? A Soberana que existe em você tem medo do caos, medo de não dar conta, medo de não encontrar o equilíbrio entre a vida pessoal e a vida profissional. É assim que a maioria das minhas Érikas e Jus se apresentam quando pensam em entrar na jornada do desenvolvimento guiadas por uma mentora. Elas têm medo de se doar demais para um projeto, para uma empresa, para um negócio, para um sonho e não ter o reconhecimento e a remuneração no final. Por isso que, no momento de crise, você precisa ativar a força do equilíbrio, tornando-se a melhor líder de si mesma que pode ser.

Uma das minhas "Érikas" é médica, uma das melhores na sua área, estudou na melhor faculdade, fez especialização fora do Brasil, possui uma capacidade de impressionar a todos com suas conquistas, méritos e performance. Rebecca é casada com um médico, eles têm uma filha inteligentíssima, inclusive tem sido o papel da mãe reforçar crenças positivas de uma mulher forte. Em vez de chamar a filha de linda, escolheu elogiá-la por outras qualidades, como "Você tem um vocabulário muito rico, minha filha".

Eu tive a felicidade de um dia encontrar com elas no parquinho. Nossos filhos brincaram, enquanto eu e Rebecca nos sentamos à grama para falar da família. Ela, então, me pediu que conversasse com a sua pequena por causa de um comportamento que estava se repetindo na escola. Valentina, filha da Rebecca, costumava se encolher quando ficava brava ou chateada com algo na escola, e Rebecca me pediu que mostrasse a pose de poder da Mulher-Maravilha para sua filha. Naquele momento, senti que precisava atender aquela mãe, mesmo sabendo que não existem estudos reais que comprovem o verdadeiro poder dessa pose em nossos hormônios, corpo e comportamento.

Mesmo assim, como estávamos frente a uma menina que se encolhia ao ficar chateada, logo tive a intuição de dizer: "Quando você se encolhe assim (demonstrei ao lado dela, e ela me mostrou como realmente fazia, abrindo assim o campo para troca entre nós duas), você se fecha. Está fechada para ouvir, para falar, para perdoar, para compreender. Às vezes, pode ser bom estarmos um pouco quietas, nos fecharmos e voltarmos para dentro de nós mesmas".

E aí continuei: "Agora, quando você abre seu coração" – nesse momento fiz a pose da Mulher-Maravilha – "e olha para a frente ou para cima, você está se abrindo para ouvir, para compreender, para perdoar, para aprender. Você está comunicando ao mundo que, mesmo com medo ou com tristeza pelo que aconteceu, você tem força para continuar. Somos mulheres e meninas amorosas, mas somos fortes. Então eu sempre escolhi falar com a voz da coragem, a que vem do coração, por isso que colocar os braços na cintura e enfrentar a minha chateação fez com que eu me tornasse mais poderosa frente aos problemas".

Dra. Rebecca é uma das mulheres mais incríveis que já conheci na minha jornada como mentora de líderes de sucesso. Ela é generosa no sentido abundante da expressão, pois tudo o que lê e aprende comparti-lha. Para você ter uma ideia, ela é a pessoa que mais me presenteou com livros até hoje. Claramente é uma mulher que carrega seu arquétipo da Cuidadora com honra, pois, como médica, já se doou demais a seus pacientes e amigos, e, como Soberana, delegou assuntos e mensagens, aprendeu a dizer não, pois estava custando sua própria saúde na época. Ela é exigente consigo mesma e, consequentemente, com os outros. Ela deseja ser mais produtiva e entendeu como ninguém o valor de ter paz e liberdade; sabe e merece ter tudo e mais um pouco, nunca se confor-mará com uma vida morna. Espero que eu possa continuar crescendo ao lado de mulheres como ela.

Valentina, minha amiga de 7 anos, começou a mudar sua postura frente às chateações na escola, e espero que tudo tenha ficado mais leve para ela a partir dessa escolha inspirada e influenciada por duas rainhas frente à princesa.

Qual seria o seu caos?
Descreva aqui um cenário de desequilíbrio na sua vida atual.
Aproveite este momento para resgatar o seu controle e perceber quais recursos possui hoje para lidar com as adversidades da jornada.

A jornada da Soberana é a busca da alta performance, e por isso queremos a direção clara para o caminho a ser seguido. Somos a força que busca o equilíbrio, somos o exemplo, a coach do time, a líder dos *master mind*, a mentora dos mentores. Somos a força do poder pessoal. Nosso maior sabotador é o controle. Nossa sombra pode receber o nome de tirania, algumas vezes de manipulação, por isso nossa armadilha pessoal é nos tornarmos mandonas, especialmente quando estamos lidando com nosso medo do caos. A estratégia está em dar tom de liderança.

A Soberana que vive em nós sabe que a melhor coisa a fazer para evitar o caos é assumir o controle. O desejo de sermos bem-sucedidas em nossas empreitadas na vida, seja como executiva de uma empresa, seja como dona do nosso negócio, seja como mãe que comanda bravamente a educação dos filhos, exige responsabilidade e liderança. O desafio aqui é renunciar ao controle que nos dá poder e aceitar apoio de outras pessoas. Eu, inclusive, criei um curso chamado "Contratar certo para finalmente delegar mais" com o objetivo de ajudar empreendedores a formar o seu time dos sonhos.

Delegar é libertador e nos dá muito mais poder: poder para exercer o papel estratégico, para resgatar a leveza e a criatividade que sempre existiu em nós. Porém você não consegue delegar por puro apego ao poder de ter o controle de tudo ou por não ter encontrado as pessoas certas ainda para chamar de *dream team*.

Eu tenho o arquétipo da Soberana muito forte, atuo como mentora de líderes há décadas, vestia essa imagem no tempo em que atuava como gerente de banco. Descontruir a imagem nem sempre foi o problema, mas ressignificar o comportamental, sim.

Eu, hoje, sou uma Soberana que ama delegar e aprendo todos os dias a cumprir o papel de líder. Acredito que vibrar com a equipe e se apaixonar pelo processo são caminhos possíveis. Invista em você, invista nas pessoas que estão com você e invista em encontrar pessoas para estarem com você nessa jornada.

Qual foi a última vez que você deu um treinamento para o seu time?

Como tem sido as reuniões entre vocês?

Mais cobranças, pendências, incêndios?

Ou mais planejamentos, alinhamentos e reconhecimentos?

A presença da força masculina está nesse arquétipo. Precisamos atentar aos aspectos negativos e equilibrá-los com a cura do feminino e com a vulnerabilidade que esta muitas vezes nos traz.

O que é importante para você neste momento da vida?
Poder, status ou reconhecimento?

Renunciar à vida pessoal em nome do propósito não é seu modelo de sucesso, portanto seu maior desafio será encontrar o seu equilíbrio. Não foi à toa que o arquétipo da Amante apareceu antes do arquétipo da Soberana, para chacoalhar você, dizendo que poderá ser feminina, magnética, apaixonada e se entregar tanto para o amor quanto para a carreira. Você realmente pode tudo e mais um pouco. Reconheça o seu poder pessoal, o poder que tanto lutou para construir. O desejo de fazer a diferença no mundo exige muito de uma Soberana.

Arquétipo: SOBERANA/GOVERNANTE
Força de ativação: EQUILÍBRIO
Engrenagem da Roda da Vida: LIDERANÇA

AÇÕES SUGERIDAS:

Agora defina uma ação que você colocará em prática a partir de hoje para desenvolver habilidades que potencializem a líder que existe em você.

○ Simplificar algumas coisas e abrir mão de outras para atingir metas importantes.

○ Encontrar um tempo para não fazer nada.

○ Desenvolver sua comunicação amorosa.

○ Delegar mais.

○ Tirar férias ou realizar uma viagem com amigas sem ser em busca de conhecimento técnico.

○ Ouvir mais.

○ Praticar um esporte ou aprender artes.

○ Fazer mentoria.

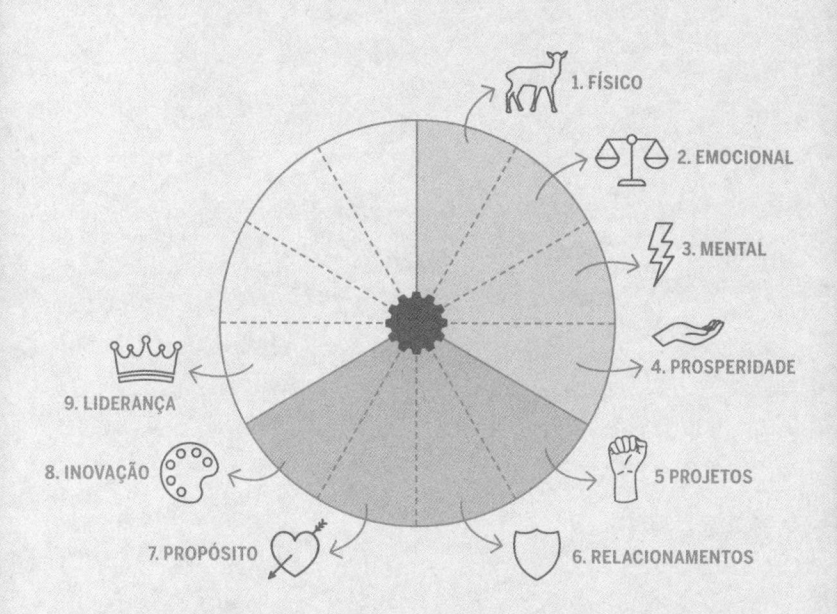

CONEXÃO

Capítulo XII

A TRANSFORMAÇÃO DA MAGA

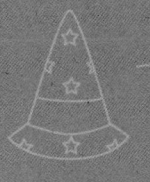

A Ju que deu certo se tornou uma Érika, e a Érika que vence a armadilha da arrogância com humildade estratégica e equilíbrio conecta-se com a versão da Maga, a grande mensageira do lindo caminho do autoconhecimento, do desenvolvimento humano e da elevação da nossa consciência.

Todas nós, ao começarmos o caminho de volta após uma longa viagem, trazemos na bagagem muito mais do que levamos; trazemos conhecimento, pessoas, memórias, risadas, lágrimas, sabores, cores e vontades. Muitas vezes viajamos em busca de algo muito específico e voltamos com a surpresa de algo maior.

Quantas vezes uma mulher buscou ter mais tempo para realizar um projeto e descobriu que do que precisava mesmo era fazer as pazes com seu feminino, melhorando assim sua relação com a mãe e com a filha. Esse foi o tesouro que muitas Soberanas conquistaram ao superar crises durante a jornada. Você precisa acreditar no poder do universo, nos presentes e nas recompensas que estão esperando por você, e não mais no poder do controle de tudo e de todos. O encontro com a Maga é místico e transformador, principalmente por esta mudança importante que acontece em nossa forma de ver o mundo a partir de agora.

Como estamos falando de arquétipos, é válido pontuar que as primeiras referências deles vieram das Xamãs. A força dessas curandeiras, rapidamente rotuladas como feiticeiras e bruxas, foi uma forma clara de diminuir o poder dessas mulheres intuitivas, donas do conhecimento da natureza, curadoras e líderes por excelência. Aqui, nascem as primeiras alquimistas, cientistas, médicas e psicólogas, donas de uma intelectualidade singular e expertise inexplicável, pois, para além da conexão com o sagrado, exploravam e compartilhavam entre si os segredos de suas habilidades. Nesse universo mais mental e espiritual surgem os gurus e é assim que podemos imaginar, de modo muito simplista, uma certa evolução na história desse arquétipo que encanta, hipnotiza, envolve e pode, também, iludir.

Se olharmos para a referência da própria imagem da versão arquetípica da Maga, notaremos que ela está muito relacionada ao passado. Às vezes, a algo mais da terra, mais misterioso; porém, vale lembrar que passado é referência, e o ponto em comum que ele possui com as mulheres de hoje são as Xamãs, que viam à frente do seu tempo, ou seja, a Maga é visionária.

Quem olha para o futuro tem a coragem de se jogar no desconhecido, por confiar em sua intuição e pelo desejo de descobrir coisas novas para testar e implementar nos dias de hoje. Mulheres que despertam sua energia da Maga possuem um conhecimento amplo e unem, com a sabedoria típica de quem pesquisa, interpreta e analisa os sinais da natureza e os dados concretos, a ciência e a sensibilidade. Analíticas e muito sensíveis, as mulheres com o arquétipo da Maga tornam o intangível, palpável e concreto. Conscientes de seu poder, enxergam tudo por uma perspectiva única, inovadora e visionária.

A Visionária gosta de tudo o que é inovador, confia na própria visão, desafia a ciência que ajudou a validar testando coisas novas, pois tem um olhar sistêmico da vida. Confia na natureza, está pronta para descobrir as propriedades das plantas, respeita o ser vivo, admira o universo e a astrologia como ninguém, confia nos sentidos e se conecta com o outro com muita facilidade.

Ao resgatarmos em nossos valores da infância uma forma de curar, cuidar e amar nossa criança interior, conseguimos trazer para nossa vida elementos dessa força arquetípica por meio de atividades mais manuais como cozinhar e mexer no jardim.

Além disso, o interesse por coisas naturais e antigas também pode ser uma forma de cuidar dessa criança interior. Na minha vida, os óleos essenciais foram fundamentais. No início, todos riam e reclamavam do cheiro estranho daqueles vidrinhos, mas agora meus filhos e meu marido não só usam como pedem, e logo entenderam o valor da aromaterapia. A Maga que existe em nós tem paciência, ela já descobriu algo, quer compartilhar sua descoberta, mas entende que o outro tem o seu tempo. Ela respeita o tempo do outro.

A etapa anterior da jornada, a fase da crise, do conflito e ao mesmo tempo da busca do equilíbrio lembra à Soberana que curar seu poder feminino é parte fundamental da conquista de sua maior meta: equilibrar-se sem ser equilibrista. Uma versão espiritualizada de nós falaria com propriedade que nada é por acaso, por isso mergulhar no desconhecido é uma oportunidade para deixar a razão de lado e, simplesmente, confiar.

Quando o desafio é curar o nosso feminino, especialmente se você ainda é Governante que age com certa tirania ao se comunicar, que é chamada de mandona ou que é muito rígida consigo mesma, o que você encontrará nesse mergulho ao desconhecido pode ser a cura da mulher criativa, conectada com a própria fé; a sua autocura. Enquanto a Governante não tem tanta fé e tem ação, a Maga tem muita fé e tem o poder da transformação.

Em 2019, ao fazer uma análise da nossa marca, contratamos uma empresa de *branding*. Como resultado da pesquisa da visão interna (equipe e sócios) junto à visão externa (clientes e seguidores de redes sociais) nos foi apresentada a estrutura arquetípica da nossa empresa: Governante e Maga. E para mim fez muito sentido, especialmente por trazer essa quebra de padrões ao provocar uma necessidade de encontrarmos o balanço entre masculino e feminino. Ação e transformação. Fato e sonho. Razão e intuição. Algumas vezes, essas coisas acabam passando despercebidas; em outras, tivemos uma atitude mais visionária e talvez ainda não estejamos prontos para absorver toda a importância que tal atitude teve naquele momento e terá no futuro.

Ao escrever este livro, busquei o texto que manifesta o propósito da marca Chai Carioni e percebi que, quase três anos depois, esse propósito faz mais sentido agora do que fez naquele momento. Será que já nos perguntamos quantas coisas farão sentido só depois de um tempo?

Propósito da marca Chai Carioni:[21]

---

[21] Criado por Bradda: https://www.bradda.com.br/.

O mundo é complexo, dinâmico e volátil. Nossas decisões são cada vez mais importantes. Nosso tempo é cada vez mais valioso. Dizem que devemos produzir mais a cada instante, acontece que se opor a este mindset é ter a ousadia de trilhar o próprio caminho para fugir do óbvio.

Mas como encontrar a direção certa para traçar nossos caminhos? Para isso, é necessário encontrar equilíbrio dinâmico. Algo que alinhe nossas forças e nos ajude a crescer, mas em movimento, assim como o mundo à nossa volta. No fim, o desejo de evoluir é importante, encontrar quem nos guie para fora do comum é essencial. Por isso, vamos juntos."

A Mulher Maga em mim conseguiu ver toda a jornada heroica nesse manifesto, o que me deixa orgulhosa de ter feito parte do projeto de empreender com propósito ao lado do meu marido, Augusto, homem forte, que apoia minhas visões, trazendo sofisticação no seu detalhismo, alto índice de exigência e bom gosto para tudo. Ele é meu libriano preferido, tem senso estético, é justo, visionário e sábio como nunca imaginei.

Lembro que, em uma das nossas primeiras discussões na vida, falei algo que ele nunca mais esqueceu. Eu disse que, apesar de sermos parecidos, tínhamos diferenças gritantes. Imagine dizer isso para alguém que está sempre em busca de harmonia e equilíbrio. Ele discordou, claro; talvez discorde até hoje. Eu apenas queria alertá-lo de que essas diferenças gritantes poderiam se tornar complementares e não conflitantes, tudo dependeria de nossos acordos. O maior acordo que fizemos foi o de respeitar tais diferenças e evitar mudar o outro. Assim eu preservo minha Bruxinha, e ele se diverte com o que somos e com o que ainda nos tornaremos nessa jornada linda que é evoluir lado a lado.

O encontro com a Maga é místico e

TRANSFORMADOR.

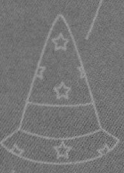

Fazer acontecer é da Soberana, mas idealizar, imaginar e acreditar é da Maga que existe em nós, e o poder de ação é fortalecido com o poder da intenção, com o poder do improviso e com o poder da autoconfiança.

A nossa maior meta como Mulher Maga está em transformar os nossos sonhos em realidade, mas o nosso maior medo são as consequências inesperadas de usar a intuição, de ouvir a voz do nosso coração sem ter a maturidade emocional necessária para transformar a emoção em ação. Assim, a sombra dessa versão arquetípica é a manipulação pela força do poder existente. Mas o que acontece se você usar esse poder para o mal e não para o bem? Existem pessoas que usam para o mal, sabemos disso. Quando percebemos o tamanho do poder que temos, podemos seguir por caminhos perigosos. Imagine a líder carismática que conecta com energia arquetípica da Maga.

Quantos líderes carismáticos reconhecemos na história do mundo e que fizeram mal para seus seguidores, manipulando emocionalmente pessoas fragilizadas e vulneráveis em nome do poder? Por isso que o arquétipo anterior da Soberana tem como missão encontrar o próprio equilíbrio para que busque a força da transformação, transformando emoção em ação sem manipulação. Devemos nos lembrar de que vivemos na era em que os Gurus foram desmascarados, não existem mais gurus, existem guias. O poder precisa ser equilibrado entre as pessoas e o universo, ou perderemos a noção de limites e, consequentemente, a noção de liberdade.

O poder do despertar mostra a tríade arquetípica: a Guerreira (herói) no primeiro ciclo da jornada, ativando Energia (potencial de ação), a Vilã que está no movimento em busca da evolução nos relacionamentos, reconhecendo sua tribo, seus aliados e enfrentando seus antagonistas, para que finalmente, neste último ciclo da jornada, o ciclo da conexão, a Maga (mago) seja capaz de transformar a agressividade em ação, especialmente ao entender que existe algo maior, algo que nos conecta com nossa própria existência.

A espiritualidade, na minha visão, é a área mais importante de todas, pois ela nos lembra de que somos energia. Somos mulheres inteiras que nos dividimos em corpo, mente emocional e espiritual, enquanto a busca pelo equilíbrio nos coloca em movimento constante. Independentemente da fé, da questão da religiosidade e da crença que temos em relação ao espírito, é sabido que somos mais do que vemos e tocamos. Nosso corpo físico "grita" quando nos desconectamos do todo. Ficamos doentes quando vibramos no medo, na tristeza, na sombra como um todo, e o contrário parece "sorte" quando vibramos no amor, na gratidão e na paz.

Para nós, mulheres que querem deixar a própria marca no mundo, deixar um legado de amor, inspirar mais pessoas, pergunte, não importa o seu conceito sobre espiritualidade:

 De 1 a 10, qual a nota que você se dá neste momento?

Proponha-se colocar em movimento a engrenagem da espiritualidade, pois quando girada ela nos traz muito mais luz, muito mais inspiração e muito mais força, ou seja, muito mais poder. O verdadeiro poder de transformação. O todo que se manifesta. Conexão, estar presente, viver sentindo e percebendo os sinais, ser grato e generoso; é assim que vejo a espiritualidade.

Arquétipo: MAGA

Força de ativação: TRANSFORMAÇÃO

Engrenagem da Roda da Vida: ESPIRITUALIDADE

AÇÕES SUGERIDAS:

Agora defina uma ação que você colocará em prática a partir de hoje para desenvolver sua CONEXÃO com o mundo.

◯ Revisitar a fé e as crenças.

◯ Criar rituais.

◯ Estar mais conectado com a natureza – literalmente, terra, água, fogo, ar.

◯ Despertar o seu poder, #meupoder.

◯ Fazer uma mudança na vida – pensar no plano B.

◯ Entender que tem uma missão nesta vida e que não será morna.

◯ Fazer um retiro espiritual.

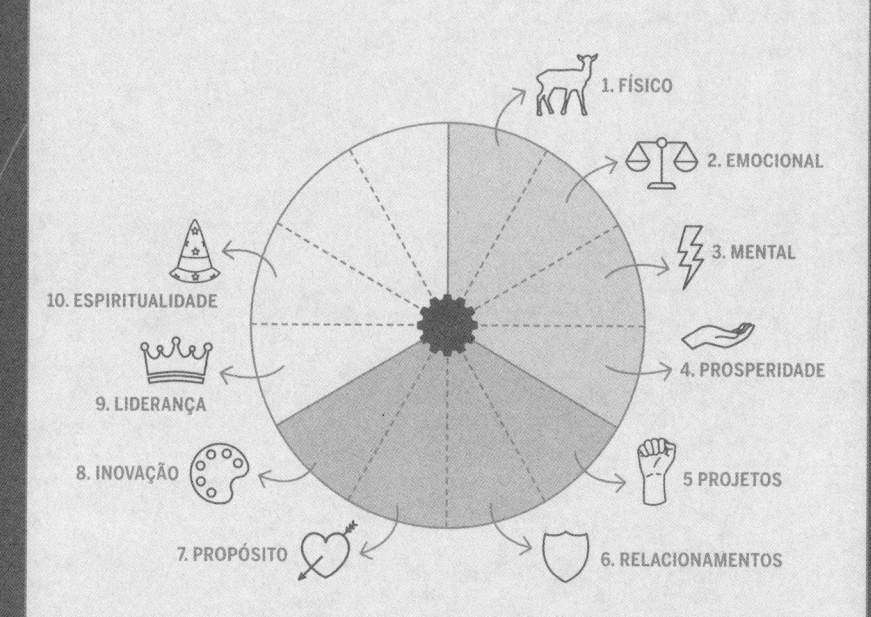

Capítulo XIII

A INTELIGÊNCIA DA SÁBIA

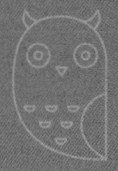

A Guerreira deve retornar para o mundo comum? Essa foi a pergunta que me fiz e que você deve estar se fazendo agora. Considerando que a jornada do autoconhecimento é uma grande aventura em busca da nossa verdade, devemos pensar que o retorno ao presente com muito mais sabedoria deve ser compartilhado. Afinal não estamos sozinhas, e nossa felicidade se resume em encontrarmos o equilíbrio entre nossa viagem interna e a conexão com o mundo externo. Estamos aqui para nos conectarmos uns com os outros.

Muitas vezes o nosso caminho de volta para os nossos se dá após um movimento de transformação. O mundo pode até ser o mundo comum, porém nós não somos mais as mesmas. Estamos transformadas pela sabedoria, pela nossa experiência, pelo conhecimento que o arquétipo da Sábia representa. Muitas mulheres que conheci ao longo da minha jornada como mentora se identificam prontamente com a personalidade da Sábia ou Mestre.

Assim como a palavra mentor, sábio também remete à imagem do nosso inconsciente coletivo de uma pessoa mais velha, anciã, mais observadora, com poucas e boas palavras. Enquanto imagino a Maga em movimento, vejo a Sábia em uma poltrona aguardando sua visita, em uma escrivaninha ou até em uma biblioteca.

Quando penso em minhas "Érikas e Jus", vejo muita ambição em ser Sábia. O desejo de percorrer uma jornada e finalmente ser reconhecida por sua autoridade conquistada ao longo de muito estudo e de muita experiência. Quando tento identificar alguma cliente dona desse arquétipo, lembro-me de várias amigas, parceiras de jornada no mundo da educação e do desenvolvimento humano. Mas lembro também que poucas, dá para contar nos dedos de uma única mão, foram realmente mentoradas por mim. Sabe por quê? Fui tentar compreender em minhas pesquisas e concluí que, em geral, são duas as principais razões que impedem ou adiam uma mulher com a personalidade de Sábia de seguir em frente com minhas mentorias (estou falando do meu jeito de atuar, pois não estou dizendo que mulheres Sábias não têm mentores):

1º Não se sente pronta para começar a mentoria, ainda está terminando uma formação, um curso, desenhando um projeto, buscando estar mais preparada e se sentir mais capacitada para entrar no movimento que levará à ação e exposição, que são resultados relacionados ao que proponho.

2º Sente que já está em um outro nível para participar de grupos, questiona o método e busca algo mais exclusivo e individualizado. Deseja que alguém olhe seus objetivos com profundidade, que as direcione e as guie frente aos obstáculos. Ela já sabe o que fazer, como fazer, apenas ainda não fez.

O perfil mais analítico que gosta de saber detalhes, estuda com profundidade e busca a verdade em suas pesquisas é muito próximo a mim. Eu sempre achei que era intelectual, era uma crença positiva em minha infância, mesmo assim foi limitante em certos momentos. Sempre fui curiosa, gosto de ler e de escrever, aprendo melhor fazendo associações, como se houvesse um grande mapa mental sendo criado na minha mente a cada vez que estou conectada com o saber.

Apesar de ter feito pós-graduação em Gestão Estratégica de Pessoas e formação em Coaching, não sou uma especialista em Recursos Humanos ou em Gestão de Pessoas. Sou uma apaixonada por gente, falo inclusive em minhas palestras que "gente que gosta de gente vai pra frente", pois é algo em que acredito. E acredito que tudo é um grande sistema conectado, por isso olhar para um único ponto e me aprofundar nele seria possível, mas nunca foi o que fez meus olhos brilharem. Dessa forma, em muitos momentos me senti uma fraude por não ter todas as formações e tão pouco ler todos os livros e artigos referentes ao meu trabalho.

Note que o que me faz Sábia neste momento da jornada é a minha experiência, não a quantidade ou profundidade de conhecimento que adquiri pelo caminho tradicional.

Note que todas nós somos "sábias" para alguém, somos professoras e mentoras de pessoas que buscam conselhos, enquanto entregamos nossa competência com amor.

Note que não precisamos ser anciãs para nos sentirmos prontas para compartilhar o que aprendemos até aqui.

No trabalho, especialmente na liderança de um negócio ou gestão de um projeto, a Sábia é aquela que deixa as pessoas livres, dando autonomia para o time. E assim esperam que elas saibam o que precisa ser feito, uma vez que sua meta é a melhor utilização da inteligência frente às expectativas que foram criadas em torno de todos.

A pessoa que carrega essa energia arquetípica carrega toda a bagagem da jornada vivida. Logo ela orienta para que, a passos lentos, não precise pegar na mão de ninguém, pois sabe que para chegar ao topo é necessário subir a montanha, percorrer o caminho que ela mesma já percorreu. Na prática sabemos que a maioria quer o resultado, mas a minoria está realmente disposta a viver o processo.

Um desafio que toda mulher Sábia enfrenta é o de não ficar sozinha (apesar de gostar), pois pode afastar as pessoas pela força do seu saber, passando uma falsa arrogância, dependendo do seu jeito de comunicação. A sábia ou a mestre tem como prioridade estudar, não o socializar, e hoje, mais do que nunca, o conhecimento está nos relacionamentos que geram mais resultados.

Todo o conhecimento que tem sido conquistado fica limitado se considerarmos que aprendemos muito mais quando ensinamos, então o que nos impede de repassá-lo? A batalha da ignorância com a sabedoria é o que nos afasta por não nos conectar com o outro. Muitas vezes essa baixa sociabilidade é fortalecida (negativamente) pela imagem que a mulher Sábia passa: ou a imagem de que sabe demais, ou a de que nunca está bom o suficiente. Neste ponto em que estamos agora, entendemos que a jornada da guerreira é ligada ao que é relevante, o que é realmente importante. E para a Sábia que habita em nós o mais importante é a verdade. A verdade é o principal dom da Sábia.

A Sábia é a evolução da tríade: Inocente, Rebelde ou a Exploradora que deseja conhecer o mundo e as coisas. Quando ela cresce e usa a própria inteligência ativando a humildade estratégica, começa a conectar sua essência de explorar conhecimento com a ação. É quando ela faz acontecer e dá mais "acabativa" a tantas iniciativas que já teve ao longo da vida. Sua grande Sombra é o medo de não fazer bem-feito ou não saber o suficiente, e por isso adia tanto entrar em ação.

O que você faz com o seu conhecimento?
Como você o compartilha com aqueles que estão ao seu redor?

Geralmente, as pessoas com um espírito competitivo não dividem seus conhecimentos, acreditando que essa é a melhor maneira de se destacar ou de crescer no meio profissional. Uma pessoa humilde é aquela que compreende que não sabe tudo, que não é a única que sabe, que o conhecimento é compartilhado e que ela e a outra pessoa nunca saberão tudo o que podem saber. Nesse sentido, a humildade é um componente forte para a coragem de começarmos a nos sentir mais preparadas e competentes.

Buscar a verdade como meta, compreender o caminho e o tempo das coisas como regra, usar a inteligência para analisar os fatos do mundo, reconhecer que quando falamos de sabedoria também falamos de ignorância; assim como esvaziar a mente para receber o novo são atitudes que abrem espaço para que a verdadeira sabedoria esteja constantemente se aproximando, mostrando seu caráter infindável e contínuo.

Arquétipo: SÁBIA
Força de ativação: INTELIGÊNCIA
Engrenagem da Roda da Vida: DESENVOLVIMENTO PESSOAL

AÇÕES SUGERIDAS:

Agora defina uma ação que você colocará em prática a partir de hoje para potencializar o seu ser.

○ Treinar mais a comunicação assertiva, expor o saber pelo não verbal e pelo verbal em diferentes formatos: escrita, fala, visual.

○ Criar um planejamento para aplicar o que sabe. Transformar conhecimento em ação.

○ Encontrar um modelo de produtividade que funcione para você.

○ Organizar a casa, o escritório, a mesa, anotações, livros, roupas, agenda. Deixar espaço para o diferente.

○ Criar processos, um passo a passo sobre algum assunto; deixar mais prático e menos teórico.

○ Escolher um tema e fazer uma palestra sobre ele.

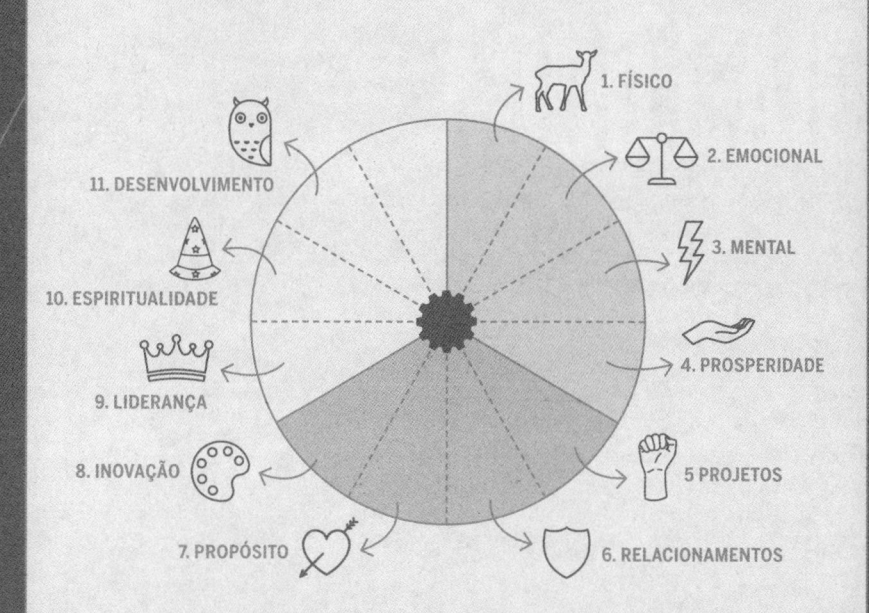

Capítulo XIV

A LIBERDADE DA LOUCA

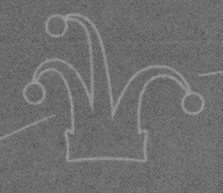

Chegamos à última etapa da jornada da Guerreira. O fim de um ciclo é o início de outro. A sensação de dever cumprido, o sentimento de fechar o livro, a alegria de celebrar a conquista que tivemos até aqui são recompensas que nos deixam leves, livres e soltas para resgatar a energia de recomeçar.

Aprender a descansar antes de recomeçar pode ser um aprendizado neste momento. Recebi um *direct* de uma mulher muito especial que, como toda guerreira, abriu seu coração ao escrever:

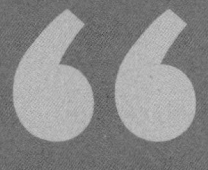

De um tempo para cá, tenho refletido bastante sobre meu propósito de negócio. Sobre o que quero alcançar. Trabalhei com projetos de financiamento internacional e queria muito voltar a fazer isso.

Estava muito focada nisso, até que...

Vi você no Instagram e me despertou o seguinte:

> Espera... é importante o que eu quero lá na frente, porém posso fazer coisas maiores que isso!
> Olhar para dentro, olhar para o que tenho hoje e perceber quem JÁ SOU...
> Não é apenas o que quero ser, e sim o que já me tornei!
> Porque acabo cansando. Sabe a ideia da guerreira cansada de que falaste hoje?
> Sempre falei que não queria mais correr atrás do vento."

Aprenda a olhar para si, a reconhecer tudo o que já fez e, principalmente, o que faz. Aprenda a estar em movimento, sem culpa, sem a pressão de sempre estar fazendo algo novo o tempo todo. Mais do que isso, aprenda a ser dona do seu tempo.

A espontaneidade que liberta nossa essência, após o resgate da criança interior e o despertar da guerreira que somos, mostra um caminho que é prazeroso de percorrer. Carregar a culpa é carregar a falta do merecimento pela vida, pois a culpa é o sentimento de dívida. E, se estamos "devendo", não nos sentimos merecedoras de mais por algo que temos praticamente arraigado em nosso ser: o valor da ordem das coisas. Crescemos com a ideia de ordem, o que vem primeiro, a sequência "natural" da vida.

Muitas "Érikas" entraram na jornada do desenvolvimento pessoal em busca da permissão para quebrar o padrão dessa ordem natural. Uma vez que a Érika estudou Direito, tornou-se advogada e professora após seu mestrado (ordem: vestibular – faculdade – título – mestrado), como se tornar uma empreendedora na área da moda ou do marketing? Como quebrar esse padrão após viajar o mundo, experimentar trabalhar para outras pessoas e instituições, como transformar seus interesses em possibilidades, como potencializar talentos que apareceram depois de adulta e agora poderão ser usados para transformar sua história como sendo sua própria marca?

O arquétipo que vive toda a jornada do autoconhecimento e que mergulha quantas vezes forem necessárias no desconhecido em busca da felicidade e que tem energia própria é o que eu chamo de Louca. Ela que evoca a plenitude, que ri de si mesma, que teoricamente é a antagonista da Governante, mas que também reconhece suas sombras como a culpa, a dureza, a autoexigência. Somente assim, encarando de frente, que ela desperta a própria luz, aquela que dança, canta e celebra a vida.

Quando pensamos que somos todas loucas e compreendemos o funcionamento desse arquétipo, entendemos que é possível mostrar a nossa verdade com leveza e alegria. Quantas Érikas Soberanas, líderes, workaholics e intensas já encontrei na vida e todas elas, sem exceção, já foram chamadas de loucas, de modo pejorativo, por serem ousadas e inovadoras, mas que conduziam as engrenagens de modo desequilibrado. Por isso que, na etapa em que nossa guerreira vive a maior crise de todas, evocamos a força da própria Governante/Soberana e a partir daí o equilíbrio se torna a sua meta, ou melhor, o seu desafio.

A Soberana celebra com intensidade, bom humor, diversão e um toque de loucura aos olhos dos outros. Talvez aqui feche o ciclo protagonista e antagonista em uma mesma pessoa, reforçando minha mensagem de que a dualidade comportamental é mais natural do que imaginamos, porém ao fim desta jornada, é fundamental que saibamos que a mulher de impacto é aquela que aceita a sua essência, independentemente se isso significa ter ou não o arquétipo da Soberana mais aflorante em si.

A Louca que existe em todas nós tem o dom da alegria e da autenticidade. A Louca cria conexão pelo prazer de interagir. A Louca sobe no palco, por isso o arquétipo é também conhecido como o Bobo da

Corte – uma presença de coragem e desprendimento ao ser o único que realmente fala verdades para o Rei.

A Louca precisa vencer o autossabotador da esquiva, da irresponsabilidade e da autocomplacência. É uma pessoa que tem tendência para encontrar desculpas para seus próprios erros, uma vez que usa da própria personalidade como a desculpa em si. Liberdade é um dos valores mais fortes que carregamos em nossa essência.

Sentir-se livre não é estar sozinha. Nem ativar o botão "vida loka" como muitos julgam. Ser livre é viver a sua verdade sem precisar o tempo todo se moldar aos interesses e manipulações alheias. E também é viver o movimento junto com quem é diferente de você. Seria tão fácil ser livre perto somente dos que pensam e agem como nós. Livre é o mundo do diferente, do poder de escolha, do dizer sim e do silenciar, do ouvir mais e do expressar melhor.

Mulheres lutam pela liberdade há séculos, homens também. Crianças também, jovens também. Ser livre é o desejo de todos nós. A mulher de impacto sabe disso!

Apesar de aparecer na última etapa da jornada, o grande recado está em uma única palavra: permissão. Permita-se celebrar cada conquista, antes mesmo do final. Permita-se ser feliz do seu jeito, pois não há jeito certo, há o *seu* jeito. Como aprendemos que a felicidade está em viver o presente com equilíbrio entre movimento e paz, segurança e liberdade, então transmitir a felicidade tem a ver com quebrar padrões, com a flexibilidade do jeito de ser.

> **Arquétipo: LOUCA**
> **Força de ativação: FELICIDADE, ALEGRIA, LEVEZA, PAZ, LIBERDADE**
> **Engrenagem da Roda da Vida: PLENITUDE E SUCESSO**

AÇÕES SUGERIDAS:

Agora defina uma ação que você colocará em prática a partir de hoje para viver com presença e plenitude.

◯ Investir na autoestima e na autoconfiança.

◯ Simplificar as coisas.

◯ Agradecer mais, reclamar menos.

◯ Ter clareza do que quer e comunicar isso de modo amoroso.

◯ Assumir a liderança da sua vida, parar de se sentir vítima.

◯ Oferecer ajuda e se conectar mais com o outro.

◯ Continuar o movimento, curtir a jornada da vida.

◯ Aprender a sonhar.

◯ Ser mais responsável e se sentir menos culpada.

◯ Dizer SIM para o SUCESSO.

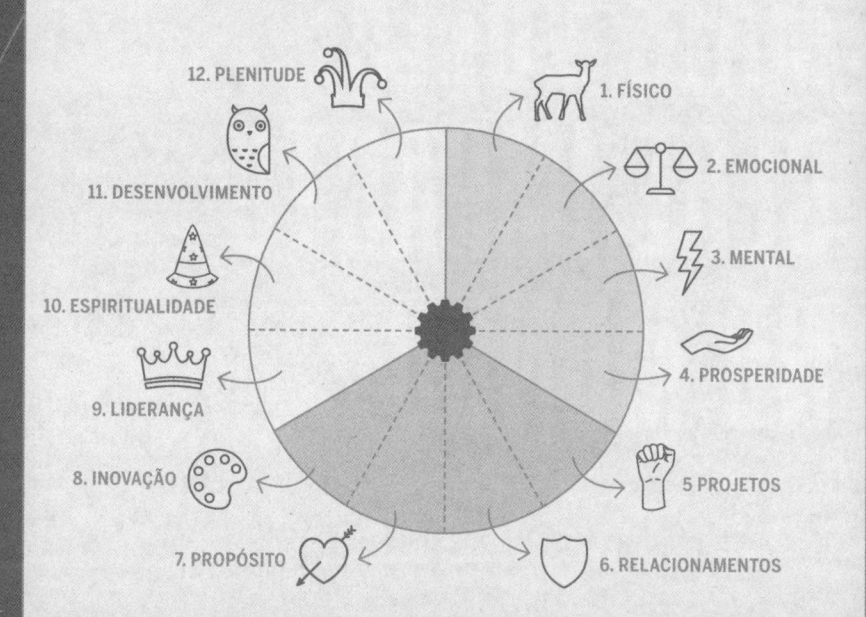

Capítulo XV

NÃO TEM MAIS VOLTA: GERE IMPACTO NO MUNDO

ocê é a protagonista deste livro. Mesmo com as adversidades e os tantos sabotadores que surgem pelo caminho, o despertar da Guerreira interior mostra o grande propósito e o poder de entrar em movimento.

Quantas jornadas você identificou ter vivido nos últimos anos?

Quantas transformações você viveu?

Quantas mudanças?

Quantos retornos para "casa" realizou com uma visão diferente do mundo e de si mesma?

Ao escrever cada uma destas palavras, vivi uma jornada verdadeiramente heroica. Muitas vezes, quase desisti e considerei a possibilidade de voltar atrás. E, para seguir em frente, precisei despertar a guerreira e enfrentar o desafio da jornada da protagonista que você, se chegou até aqui, também topou viver.

Durante o processo, estava com dores no corpo, dormindo mal, sentindo o medo do fracasso se aproximar.

Não era mais medo do sucesso, era medo de perder mesmo, medo do que pensariam se eu não fizesse acontecer. Era um medo que se transformava em vergonha só de pensar que minhas promessas se tornariam vazias caso eu desistisse: eu pensei em desistir em muitos momentos.

Quando imaginei escrever este livro, desejei ser como a protagonista de um filme que viaja para uma casa aconchegante em frente ao mar, pega sua máquina de escrever e sua taça de vinho – ou um computador e uma xícara de chá –, olha para a paisagem e só termina quando digita o ponto-final. Na vida real, a mesma que contei aqui, a cada vez que retomava minha jornada de escritora no silêncio do meu escritório, eu relia as páginas anteriores, ficava presa, mudava, reescrevia, avançava e, quando engrenava, algo acontecia: hora de ir buscar as crianças na escola, hora de comer, hora de ir ao salão de beleza, hora de ir para casa dormir, hora de trabalhar, e eu trabalho muito mesmo.

Dar prazo para os projetos nos faz correr, nos coloca nos trilhos, mas também nos maltrata. Ter prazo pode ser algo que nos prejudica se não soubermos ser flexível, se não nos conhecermos o suficiente para entender o que realmente funciona para nós. Ter um prazo embala a meta, porém pressiona haver o desejo de priorizar. Quantos projetos você está priorizando agora?

Os seus valores não podem se perder em nome de um prazo. Desde que você conheça o seu potencial de gerar luz, encarando de frente suas sombras.

No entanto, imagine dizer isso para uma LOUCA irresponsável – não termina nunca.

Imagine dizer isso para uma SOBERANA controladora para quem a data certa será quando estiver bom o suficiente.

Em 2011, decidi fazer uma transição de carreira – decidi que queria mudar, mas não sabia o que queria fazer. Sabia apenas o que eu não queria mais, o que eu não aceitava mais para a minha vida. Eu estava em uma fase de sucesso, reconhecimento e remuneração em alta.

Em 2012, vivemos um período sabático na Califórnia; uma nova jornada, um mundo desconhecido, medos, inseguranças. E encontrei um novo hobby que era uma antiga paixão e talvez um talento que eu desconhecia: escrever. Em 2015, encarei o empreendedorismo de frente, após ter passado por um AVC quando o meu filho ainda tinha 5 meses.

Em 2017, lancei um desafio nas redes sociais que eram 12 dias × 12 metas. Tive a ideia, depois de ouvir tantos depoimentos, de transformar o desafio em um livro de exercícios para o desenvolvimento pessoal. Em 2018 e 2019, trabalhei muito com minhas mentorias, fui para a televisão com participação semanal ao vivo em rede aberta.

Para todos nós, 2020 foi um ano difícil. No entanto, iniciei 2021 com a clareza de como queria estar daqui a cinco anos: comunicando, fosse como escritora, palestrante ou produtora de conteúdo para o digital.

Em fevereiro de 2021, iniciei a jornada de uma semana para criar a estrutura do livro. Depois disso, fechei o contrato com a Editora Gente e, até chegar aqui, travei inúmeras vezes durante a escrita. Recebi a mensagem de uma grande amiga espírita ou conectada (como preferir) que eu conseguiria passar minha mensagem de uma forma leve e simples. Segui firme, até que tive o insight de abrir uma câmera e falar com a mulher que me inspira a escrever. Apesar de escrever bem, aquela foi a minha virada de chave e hoje posso dizer: consegui!

Fiz um comprometimento público para vencer a sabotadora que existe em mim e, muitas vezes inquieta, muitas vezes esquiva, muitas vezes vítima. Precisei usar da minha criatividade para combater a impostora que estava me impedindo de terminar um dos grandes projetos da minha vida: este livro. Nesses momentos, lembro-me do incentivo da minha editora executiva, Franciane Batagin Ribeiro. Em todo o processo, a Fran foi direta e, um dia, escreveu a seguinte frase de validação: "Você falará sobre descobrir seu poder e ativar as suas forças, portanto, espero que você tenha despertado seu poder e ativado suas forças nesta jornada que tem começo, meio e fim".

Enquanto escrevia o fim deste livro, ainda não tínhamos data para publicação, mas o projeto já tinha alma, vida e força para ganhar o mundo. A alma e a coragem da Guerreira que renasce em cada jornada da vida vêm do coração, e esse despertar é poderoso porque ativar nossas forças é transformador.

É por essa razão que convido você a olhar para o seu feminino. Mais do que isso: convido você a olhar para a jornada que aceitou viver, para as doze etapas, arquétipos, forças e engrenagens que, com equilíbrio, colocou em movimento. Convido você a comunicar com assertividade e amor. A liderar a si mesma e a impactar muito mais o mundo ao seu redor. Convido você a ativar sua coragem e a enfrentar os seus medos.

Se um dia, por alguma razão, o medo voltar, retome a leitura, desperte a sua guerreira interior e entre na jornada da protagonista quantas vezes forem necessárias. E não se esqueça: *Guerreiras dizem sim a si mesmas!*

12 ETAPAS · 12 ARQUÉTIPOS · 12 FORÇAS ATIVADAS · 12 ENGRENAGENS EM MOVIMENTO

1. O mundo comum:	**A Inocente**	Força: **Visão**
		Engrenagem: **Físico**
2. O chamado para aventura:	**A Mulher Comum**	Força: **Competência**
		Engrenagem: **Emocional**
3. A recusa ao chamado:	**A Guerreira**	Força: **Coragem**
		Engrenagem: **Mental**
4. Encontro com sua mentora:	**A Prestativa**	Força: **Abundância**
		Engrenagem: **Prosperidade**
5. O mundo desconhecido:	**A Exploradora**	Força: **Experiência**
		Engrenagem: **Projetos**
6. Enfrente os antagonistas:	**A Vilã**	Força: **Ressignificação**
		Engrenagem: **Relacionamentos**
7. A recompensa está logo ali:	**A Amante**	Força: **Influência**
		Engrenagem: **Propósito**
8. Tome posse da sua conquista:	**A Criadora**	Força: **Autenticidade**
		Engrenagem: **Inovação**
9. A maior crise da aventura:	**A Soberana**	Força: **Equilíbrio**
		Engrenagem: **Liderança**
10. Entregando o tesouro:	**A Maga**	Força: **Transformação**
		Engrenagem: **Espiritualidade**
11. O caminho de volta:	**A Sábia**	Força: **Inteligência**
		Engrenagem: **Desenvolvimento pessoal**
12. Liberdade –Dizer *SIM* para si mesma:	**A Louca**	Força: **Felicidade**
		Engrenagem: **Sucesso**

 **Para viver esta experiência em outro formato, aponte a câmera de seu celular para o QR Code ao lado ou digite o link abaixo no seu navegador favorito para conhecer a jornada da protagonista em vídeos. Espero você!**

https://chaicarioni.com.br/jornada-inscricao/

Este livro foi impresso em papel pólen bold 70g/m²
pela Edições Loyola em novembro de 2021.